I0702142

Ejercicios en silla para personas mayores

Recupere la fuerza, el equilibrio, la energía y la flexibilidad con ejercicios fáciles que puede hacer sentado

Tabla de contenido

Introducción

John apagó el televisor y exhaló mientras se levantaba para dirigirse al dormitorio. Rápidamente perdió el equilibrio y cayó hacia atrás antes de engancharse torpemente contra el reposacabezas de la silla con el brazo extendido. "Ay", dijo, agarrándose el codo. Con cuidado, volvió a dejarse caer en el asiento. Sentía el codo caliente y un dolor agudo emanaba de la zona. John cerró los ojos mientras se frotaba el codo.

Sus pensamientos se remontaron a un año atrás, cuando trabajaba como recepcionista en la tienda local. Estaba de pie gran parte de su turno y se mantenía activo durante casi ocho horas diarias. "Ojalá me hubiera mantenido activo", pensó John. Desde que se jubiló, pasaba la mayor parte del tiempo solo en casa viendo la televisión. Recientemente, John había notado que su capacidad para levantarse y caminar por la habitación disminuía. Sabía que había llegado el momento de ocuparse de su salud, pero ¿qué podía hacer ahora que apenas podía mantenerse en pie?

Este libro está escrito para ayudar a personas como John y como usted. Es una guía instructiva sobre cómo realizar correctamente ejercicios en silla y estiramientos en silla. El texto combina estiramientos terapéuticos, yoga y ejercicios en un completo manual de fitness en silla para aquellas personas con poca o ninguna experiencia reciente en ejercicios. Este libro demostrará a quienes deseen transformar su vida cómo hacerlo de forma segura y eficaz desde la comodidad de una silla.

Hay muchas razones por las que las personas mayores pueden estar interesadas en realizar estiramientos y ejercicios en una silla. Algunos están confinados a una silla debido a la edad; los hay que se están recuperando de una lesión, los que tienen problemas de equilibrio y los que padecen debilidad muscular o articular. La razón por la que se hace ejercicio desde una silla no importa, pero lo que sí importa es empezar a recorrer el camino para mejorar la forma física.

Las ventajas de hacer estos estiramientos y ejercicios se extienden a cualquiera que los realice, pero beneficiarán aún más a las personas mayores. El objetivo de estos ejercicios no es convertirle en un atleta, sino mejorar su bienestar general y su calidad de vida. Mantenerse activo con actividades como éstas es lo primero que pueden hacer las personas mayores para mejorar su vida cotidiana y prolongar su independencia.

Mantenerse lo suficientemente sano como para ser independiente es una preocupación importante para las personas mayores. A medida que uno envejece, se vuelve cada vez menos activo, lo que provoca pérdida de masa muscular, debilidad articular y disminución de la resistencia. Participar en un programa de ejercicios, incluso desde una silla, puede mejorar todas estas áreas, al tiempo que mejora el estado de ánimo y la cognición.

Utilice este libro como herramienta. Recupere la confianza y la movilidad que puede haber perdido con el tiempo aprendiendo estos estiramientos y ejercicios para mejorar casi todos los aspectos de su salud. Que no esté en forma o no pueda mantenerse en pie no significa que no pueda tomar las riendas de su situación y mejorarla. Utilice estos valiosos ejercicios para sacar el máximo partido a su vida como persona mayor y haga lo posible por mantener su independencia.

Capítulo 1: ¿Por qué utilizar una silla?

Utilizar una silla para hacer ejercicio es simplemente tomar una decisión segura y positiva para su salud. El ejercicio en silla no es algo visto como una forma inferior de ejercicio. La silla no significa que no esté haciendo ejercicio de verdad o que sea demasiado débil o incapaz de hacer otros ejercicios. El ejercicio sentado es simplemente otra forma de hacer el trabajo. Lo importante no es si haces ejercicio sentado o de pie. Lo importante es que intente entrenarse. Una silla es una herramienta que muchos usuarios utilizan para hacer el entrenamiento más accesible. Es especialmente propicia para mantener a las personas mayores activas y estimuladas.

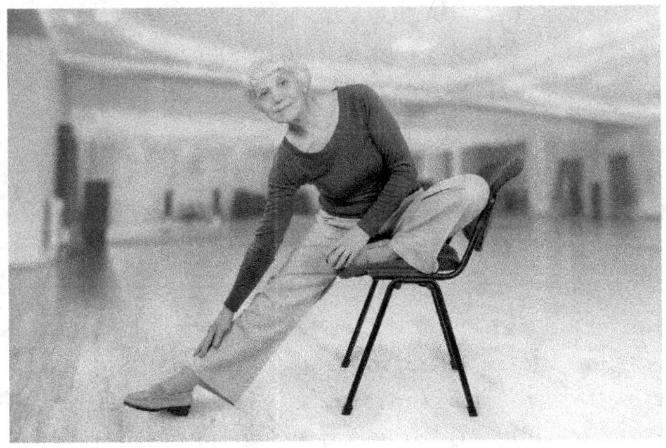
Una mujer mayor haciendo estiramientos en una silla

A la hora de la verdad, lo mejor que puede hacer por sí mismo como persona mayor es mantenerse activo. Según los Centros para el Control y Prevención de Enfermedades (CDC), "la actividad física es esencial para un envejecimiento saludable", y usted sabe que un envejecimiento saludable es mejor que la alternativa. La silla permite a los mayores hacerlo de forma segura y con mayores posibilidades de mantener una rutina de ejercicios que no les sobrecargue ni les ponga en peligro.

Tanto si el objetivo es ponerse en forma lo suficiente como para volver a ponerse de pie con facilidad como si es aumentar sus niveles de actividad, el ejercicio en silla tiene un lugar bien establecido en el mundo del fitness. Las personas confinadas en una silla no pueden levantarse y caminar, pero eso no significa que no estén sanas o felices. El entrenamiento en silla permite realizar la actividad que el cuerpo y la mente necesitan sin ponerse de pie ni correr el riesgo de caerse.

Todo el mundo, desde los niños a los deportistas, necesita hacer ejercicio, y las personas mayores no son diferentes. Para sentirse mejor, hay que moverse. La actividad física mantiene la mente y el cuerpo activos, lo que es esencial a medida que se envejece. Según los CDC, los mayores deben intentar hacer unas 2,5 horas de ejercicio a la semana. Esto no siempre es fácil, ya que las personas mayores suelen tener menos energía a medida que envejecen. Sin embargo, se puede conseguir con dedicación y un plan de acción claro, como los ejercicios de los capítulos siguientes.

El cuerpo se ralentiza de forma natural a medida que envejece y experimenta muchos cambios físicos. La mayoría de estos cambios pueden controlarse o reducirse a un nivel manejable utilizando una dieta adecuada y ejercicio a medida que envejece. No siempre va a ser cómodo reunir la energía y la voluntad para hacer ejercicio, pero cuanto más lo haga, más fácil le resultará. Con el tiempo, los beneficios del ejercicio no hacen sino aumentar.

El ejercicio puede hacerle sentir más joven. A medida que envejece y se siente más viejo y cada vez más cansado, parece de sentido común hacer menos y conservar más energía, pero eso no es exactamente cierto. Cuanto más inactivo esté, más cansado se sentirá. El cuerpo se acostumbrará a no hacer nada y tendrá poca energía para gastar cuando haga algo. Esto también provocará que los músculos y las articulaciones estén inactivos y todo lo contrario de preparados cuando llegue el momento de realizar incluso la tarea más sencilla.

A medida que envejece, mantener una mentalidad joven y positiva también es esencial. La inactividad puede provocar depresión o mal humor, lo que puede ser muy perjudicial para las personas mayores. Esos momentos en los que simplemente no se siente bien o no tiene motivación para hacer nada, es probable que algo de ejercicio pueda ayudarle.

Moverse hace que su sangre fluya y proporciona al cuerpo oxígeno fresco y nutrientes. El resultado será una sensación reanimada tanto mental como físicamente. El ejercicio también libera y aumenta el flujo de endorfinas, que químicamente desempeñan un papel directo en hacerle sentir mejor.

El ejercicio puede ayudarle a alcanzar sus objetivos de peso. Sí, aún puede perder peso o ganar peso muscular después de los sesenta años. Incluso como persona mayor, prestar atención a su peso es esencial. Un peso saludable puede ayudar a mejorar su perspectiva diaria, reducir el riesgo de algunas enfermedades y facilitar el movimiento.

Una menor actividad diaria, los cambios hormonales y un metabolismo más lento facilitarán el aumento de peso no deseado. Los ejercicios diarios en la silla y los ejercicios de yoga pueden contrarrestar este aumento de peso. No será sin esfuerzo como cuando era más joven, pero el control del peso funciona igual para los mayores que para cualquier otro adulto.

Perder peso se consigue quemando más calorías mediante la actividad de las que ingiere comiendo. Aunque una dieta sana sin calorías vacías es vital para esa ecuación, el movimiento a través del ejercicio es lo que quemará esas calorías.

Engordar músculo funciona de forma similar. Usted rompe el músculo a través de movimientos repetitivos y entrenamiento con pesas. Entonces usted consume calorías para que su cuerpo las utilice para reparar y construir esos músculos más grandes y/o más fuertes.

Controlar su peso mediante el ejercicio y la dieta es esencial para su calidad de vida como persona mayor. No es fácil para la mayoría de la gente perder peso o ganar músculo; la clave está en marcarse un objetivo y cumplirlo con un poco de trabajo diario.

El ejercicio puede ayudar a mejorar el sueño. Las personas mayores necesitan dormir como cualquier otra persona. Puede que tengan horarios diferentes o que hagan siestas a lo largo del día, pero el resultado es el mismo. Dormir es esencial para el organismo. A medida que se envejece y el cuerpo cambia, puede resultar más difícil dormir, pero el ejercicio puede ayudar. Cansarse, asegurarse de que la sangre y los nutrientes que el cuerpo necesita circulan correctamente, e incluso simplemente la sensación de logro tras una sesión de ejercicio puede ayudar a mejorar la calidad del sueño.

Sentirse lo suficientemente cansado y relajado para dormir se basa en las hormonas que produce el cuerpo. Estas hormonas, como la melatonina, se liberan cuando llega la hora de acostarse y le ayudan a conciliar el sueño. Puede que el cuerpo no produzca tantas hormonas a medida que se envejece, pero el ejercicio puede ayudar a estimular al organismo para que funcione con la mayor normalidad posible.

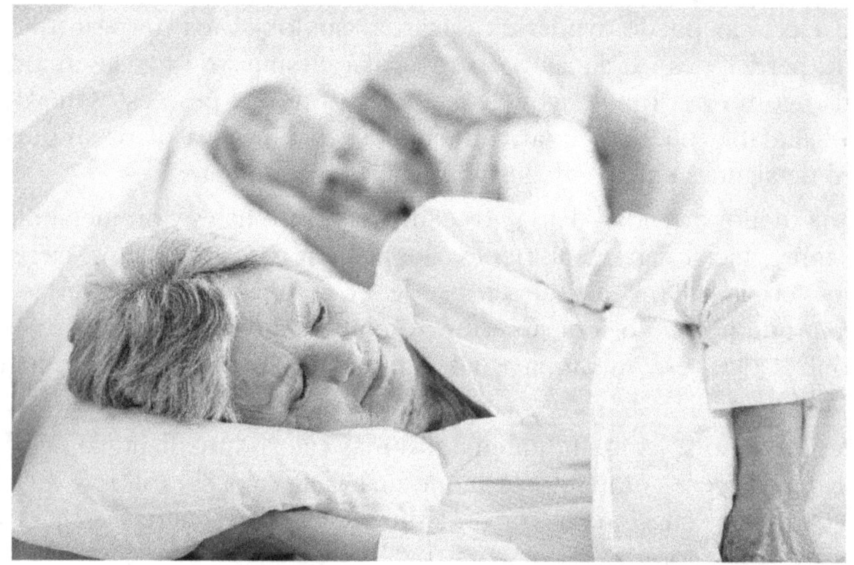

Una pareja mayor durmiendo profundamente

Reducir el estrés provocado por el ejercicio también puede contribuir a dormir bien. Tras una buena noche de descanso, es más probable que el cuerpo y la mente tengan la motivación y la energía necesarias para volver a estar activos y continuar su viaje de ejercicio.

El ejercicio puede ayudar a reducir los síntomas de muchas enfermedades crónicas. Las personas mayores que intentan disfrutar de la vida ya tienen bastante con lo que lidiar como para necesitar que algo más trabaje en su contra. Enfermedades crónicas como la hipertensión, la artritis y la diabetes provocan síntomas no deseados y perjudiciales. El ejercicio puede ayudar a reducir las incidencias y contrarrestar los síntomas de estas afecciones.

El ejercicio puede actuar literalmente como una píldora mágica del médico que reduce estos síntomas que trabajan en su contra. Hacer ejercicio con regularidad ayuda a mantener la salud de los sistemas del organismo, incluidas las defensas naturales que proporciona el sistema inmunológico. Hacer ejercicio puede animar al cuerpo a mantenerse activo y lo suficientemente sano como para luchar contra las enfermedades y reducir los efectos de algunas de las afecciones crónicas más comunes.

La diabetes, por ejemplo, está relacionada con la insulina, y el ejercicio puede ayudar a que la acción de la insulina sea más eficaz. Los síntomas negativos de la diabetes pueden reducirse significativamente mediante el ejercicio regular.

La hipertensión ejerce una presión importante sobre el sistema cardiovascular. Mantenerse activo con ejercicio diario ayuda a fortalecer y proteger el corazón y el sistema cardiovascular. Un corazón más sano puede reducir la presión arterial, los síntomas de las enfermedades cardiacas y el riesgo de sufrir un episodio cardiaco como la insuficiencia cardiaca.

La artritis, que afecta a las articulaciones y al movimiento, es frecuente en los adultos mayores y puede perjudicar los objetivos de salud. Hacer ejercicio y estiramientos habitualmente puede reducir el dolor causado por la artritis y ayudar a mantener las articulaciones activas y flexibles.

El ejercicio puede ayudarle a mantenerse ágil. Al igual que el cuerpo envejece con el tiempo, también lo hace el cerebro. El lóbulo frontal es la parte del cerebro que le ayuda a realizar varias tareas a la vez, resolver problemas y recordar cosas. A medida que envejece, esta parte del cerebro se encoge, lo que provoca una disminución de su capacidad para pensar. Las sustancias químicas que permiten que el cerebro funcione correctamente también se reducen en los adultos mayores. Al igual que el ejercicio ayuda a mantener los músculos del cuerpo, también puede ayudar a mantener el cerebro.

Está demostrado que el ejercicio regular y la estimulación que proporciona es la mejor solución para que los adultos mayores conserven la cognición. Participar en una actividad regular y aumentar el flujo sanguíneo puede ayudar a mejorar el pensamiento superior, la atención y la memoria. El ejercicio puede incluso aumentar el tamaño de las partes reducidas del cerebro y devolverles su función anterior.

Afecciones graves como la demencia y el Alzheimer son consecuencia de la edad y de la falta de sustancias químicas cerebrales que se reducen con el paso del tiempo. Hacer ejercicio puede ayudar a reducir las posibilidades de desarrollar estas afecciones.

El ejercicio es esencial para mantener su independencia. Las personas mayores que pierden la capacidad de cuidar de sí mismas son una auténtica preocupación. A medida que envejece, el tiempo hace que le resulte más difícil realizar todas las tareas que solía hacer por sí solo. Tener que pedir ayuda o esperar asistencia para tareas como ir al baño o vestirse es algo a lo que nadie quiere enfrentarse.

Su lucha por seguir siendo independiente puede verse agravada por la inactividad. Cuanto más inactivo esté, más se desgastarán sus músculos, su cerebro no se estimulará y sus huesos perderán densidad. La edad en la que necesita asistencia puede retrasarse con ejercicio regular. La actividad le ayudará a mantener el cuerpo en marcha y a conservar su capacidad de funcionar como el día anterior.

Utilizar los músculos y la conexión mente-músculo a diario envía mensajes al cuerpo de que esos músculos siguen siendo importantes. El cuerpo, en respuesta, enviará nutrientes a esos músculos para mantenerlos y que puedan volver a realizar las actividades. Incluso las personas confinadas en su mayor parte a una silla pueden prolongar su independencia con ejercicio. Mantener la capacidad de alcanzar y levantar las cosas que utiliza a diario es esencial para llevar una vida completa e independiente. Aunque el ejercicio es vital para todos, es aún más crítico para las personas mayores con el envejecimiento natural trabajando en contra de sus estados mentales y físicos.

La realización de estos valiosos movimientos le permitirá aumentar la fuerza y la flexibilidad al tiempo que mejora su amplitud de movimiento y otras capacidades funcionales. El ejercicio, en general, tiene muchos beneficios para la salud y es esencial para llevar una vida feliz y completa. Mantenerse activo no tiene por qué significar salir a dar un paseo diario, sino simplemente dedicar tiempo a realizar algunas actividades desde la comodidad de una silla. Los estiramientos en silla, el yoga y el ejercicio ofrecen una amplia gama de beneficios a quienes se dedican a su salud y bienestar.

Como persona mayor, depende de usted tomar la iniciativa de mantenerse activa para mantenerse sana y feliz. Este libro le ayudará en su campaña por un mañana mejor. Utilice estos ejercicios para mejorar, mantener su independencia y seguir siendo usted.

Los capítulos siguientes le proporcionarán ejercicios de respiración, técnicas de yoga, estiramientos terapéuticos y ejercicios de fuerza y resistencia desde una silla. Este texto desglosará los ejercicios por parte del cuerpo y tipo de ejercicio. De este modo, se pueden abordar y centrar fácilmente ciertas zonas objetivo, o bien abordar todas las zonas juntas utilizando el capítulo de rutinas de ejercicios en silla.

Los ejercicios en silla ya son utilizados por los atletas lesionados y las personas con problemas de movilidad. Al igual que al atleta lesionado, estos ejercicios pueden ayudarle a mantener la forma física que ya tiene y a reforzar las áreas en las que es débil. Aquellos con problemas de movilidad pueden aumentar su fuerza y habilidades en otras áreas a través de estos ejercicios que les ayudarán a compensar.

La pieza principal del equipo para todos estos ejercicios será una silla. Existe una gran variedad de sillas, y algunas funcionan mejor para estos ejercicios y estiramientos que otras. La altura de los brazos y el acolchado de la silla pueden influir en la eficacia de algunos movimientos o facilitar su realización.

Sillas

Existen varios tipos de sillas típicas. Puede utilizar cualquiera de ellas, pero lo mejor es que elija la más adecuada para su estado de salud actual. Si no tiene fuerza para sostenerse, una silla sin respaldo o una pelota de ejercicios no sería una elección acertada. El objetivo de los ejercicios en silla es permitir que incluso alguien sentado o que necesite apoyo pueda sentarse para hacer ejercicio. Encuentre una silla que se adapte a usted y le resulte cómoda, pero que también le mantenga seguro.

Silla estándar - Una silla normal de comedor o plegable funciona perfectamente bien con un asiento sólido y una base resistente. El objetivo es que la silla permanezca inmóvil mientras usted se mueve. Estas sillas ya están por casa y usted estará familiarizado con ellas. Ejercitarse utilizando una también puede facilitarle el levantarse o sentarse mientras las utiliza para su función diaria.

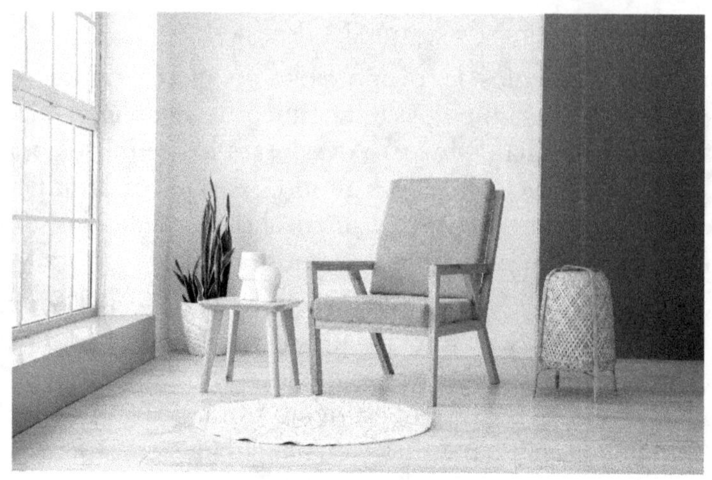

Una silla estándar con brazos

El inconveniente es que pueden no estar a una buena altura para que usted pueda realizar algunos movimientos. Puede compensarlo con mantas o eligiendo otra silla. Es conveniente que sus pies permanezcan apoyados en el suelo con las rodillas flexionadas mientras está sentado erguido en la silla.

Silla de oficina - Muchas personas pasan la mayor parte del día en una silla de escritorio. Las personas mayores pueden tener o no una silla de escritorio en casa que utilicen con regularidad. La ventaja de utilizar una es que le resultará familiar y estará en un lugar en el que ya pasa una buena cantidad de tiempo. También se pueden ajustar para conseguir la altura adecuada para realizar cualquier ejercicio.

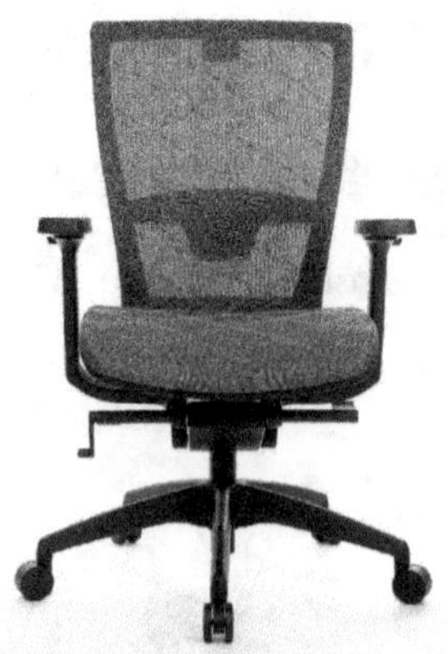

Una silla de oficina negra

El inconveniente es que pueden restringir algunos movimientos debido a los reposabrazos, tienen ruedas que mantienen la silla en movimiento o permiten demasiados movimientos, como inclinarse hacia atrás. Algunas sillas de oficina tienen reposabrazos que pueden quitarse o ajustarse, lo que podría ser beneficioso.

Silla sin respaldo - Una silla sin respaldo le permite sentarse y moverse sin restricciones. Esto es bueno para quienes están lo bastante en forma como para sostenerse sin apoyo. Puede que un principiante no quiera empezar con una de estas, ya que algunos ejercicios pueden resultar demasiado difíciles.

Aunque las sillas sin respaldo proporcionan mucha libertad, es posible que no tenga una en casa y, por lo tanto, tenga que buscarla.

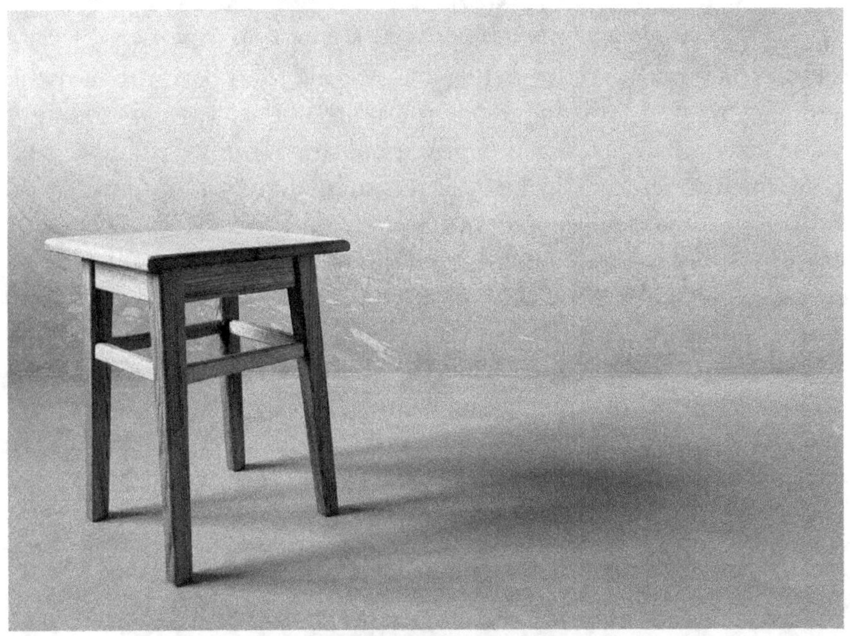

Un taburete sin respaldo ni brazos

Silla de ruedas - Las personas en silla de ruedas pueden hacer los ejercicios allí. La ventaja es que no tendrá que coger ningún equipo ni ir a ningún sitio especial para ejercitarse. Realizar los ejercicios en la silla de ruedas también le ayudará a ejecutar las tareas cotidianas mientras está sentado en ella.

El inconveniente de la silla de ruedas es que debe acordarse de bloquear las ruedas antes de realizar los movimientos. Los pies de la silla también pueden interponerse en los movimientos y es probable que haya que quitarlos durante los entrenamientos.

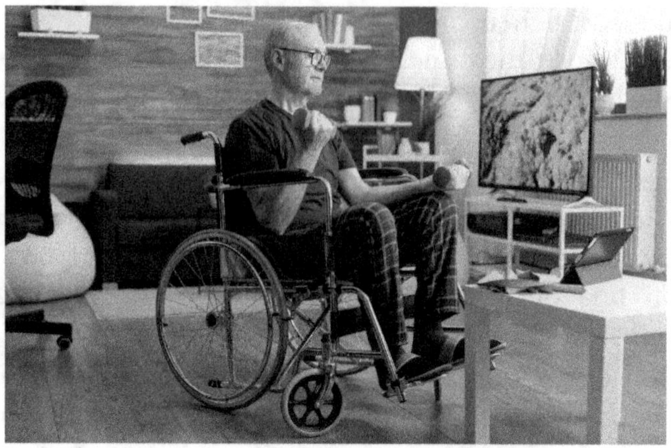

Una persona mayor haciendo ejercicio en una silla de ruedas

Pelota de ejercicio - Una pelota de ejercicio es un gran balón inflable de goma. Una vez inflada adecuadamente, tiene aproximadamente la altura de una silla media y proporciona suficiente resistencia para ser utilizada como asiento. Una pelota de estabilidad proporciona su propio conjunto de desafíos a los potenciales ejercitadores, ya que requiere equilibrio y fuerza central incluso para sentarse quieto en una pelota de ejercicios. Una pelota de ejercicios es una gran herramienta para añadir equilibrio y fuerza, pero puede no ser la mejor opción para muchos ejercicios en la silla. No hay forma de bloquear una pelota de ejercicios, por lo que se moverá libremente cuando intente realizar los ejercicios. Aunque los ejercitadores avanzados podrían utilizarla, probablemente no sea una buena opción para los principiantes.

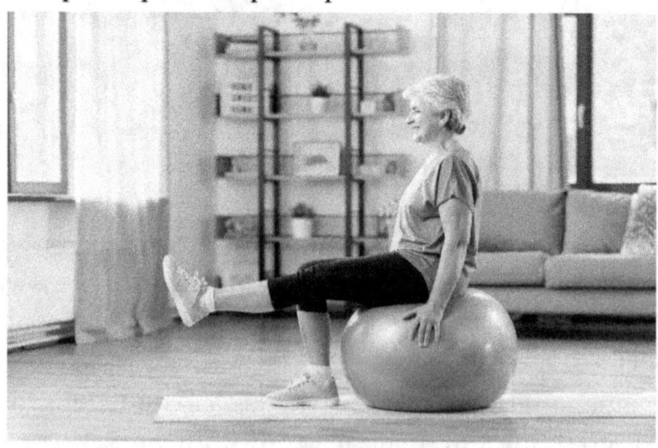

Una persona mayor ejercitándose sobre una pelota de ejercicios

Cualquier silla que le permita realizar los movimientos será beneficiosa. Encuentre una silla fácil de usar en un lugar en el que se sienta seguro haciendo ejercicio. Despeje un espacio y conviértalo en la zona de ejercicio a la que vuelva a diario. La silla que utilice es esencial para su seguridad, pero por lo demás, depende de usted decidir dónde la coloca y el tipo que elige para ejercitarse.

Ahora ya sabe lo crucial que es el ejercicio para usted como persona mayor. También sabe que los ejercicios en silla son tan valiosos como cualquier otro ejercicio. Es hora de elegir su silla y dejar que este libro le enseñe a mantenerse activo sea cual sea su nivel de forma física y a prolongar su independencia.

Otros equipos

Aunque la mayoría de estos ejercicios solo requieren una silla, se necesitarán algunos complementos para completar cada opción de ejercicio detallada en este libro. Aparte de su silla robusta, necesitará estas otras piezas de equipo para utilizar mientras esté seguro en la silla. Se trata de artículos típicos de ejercicio que ayudan a desarrollar los músculos mediante la resistencia y el esfuerzo. Disponer de estos artículos puede servir como método de estímulo para algunas personas que hacen ejercicio. Una vez comprado el equipo, saber que se ha gastado dinero en él o verlo por la casa puede desencadenar el deseo de utilizarlo. Además, tener estos artículos dedicados fácilmente disponibles hará que empezar a hacer ejercicio sea una experiencia más suave. Puede utilizar artículos domésticos en lugar de estos artículos específicos, pero requerirán algo de búsqueda y recogida y puede que no funcionen con la misma eficacia.

Ropa de fitness - La ropa que se pone para hacer ejercicio sí que importa. Pueden animarle o desanimarle a hacer ejercicio e influir en su facilidad de movimiento. Lo mejor es tomar una decisión en función de la ropa que tenga en casa y de su capacidad para cambiarse de ropa durante el día.

Llevar ropa normal es cómodo y adecuado, pero tiene sus inconvenientes. Llevar la misma ropa con la que se sienta todo el día para hacer ejercicio puede dejar esa ropa sudada y sucia después de su entrenamiento. Algunas prendas no se estiran bien, pueden quedarle demasiado ajustadas o proporcionarle algo con lo que engancharse durante sus movimientos. Aunque es fácil empezar a hacer ejercicio con lo que lleve puesto, asegúrese de que no está arriesgando su seguridad con la elección de su ropa.

Elegir la ropa para hacer ejercicio puede resultar intimidante. Hay muchas marcas y estilos entre los que elegir. Algunas de las marcas más disponibles pueden resultar caras, pero no es necesario comprar ropa cara. Para elegir esta ropa tendrá que probársela primero para que le quede bien y tenga el estilo adecuado. Lo mejor es elegir algo que le quede cómodo pero no demasiado holgado. Asegúrese de que la ropa no restringe el movimiento ni el flujo sanguíneo.

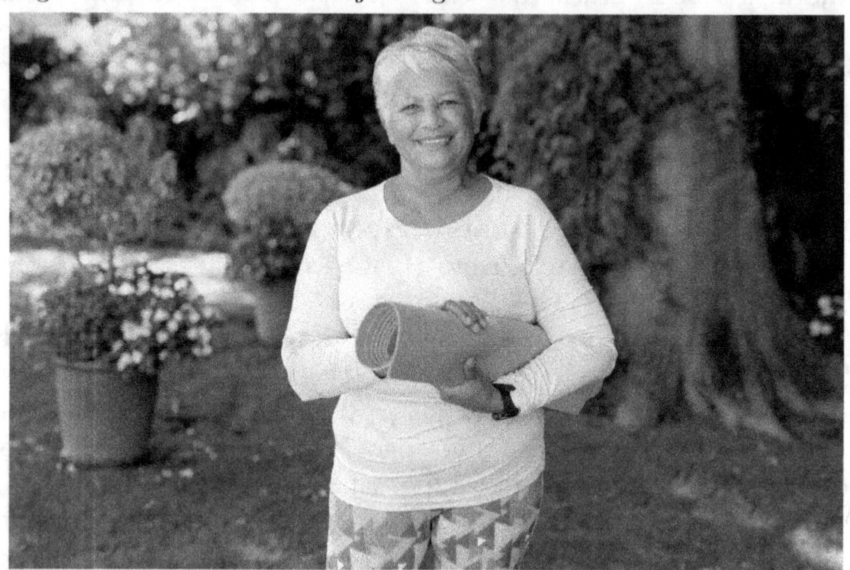

Una mujer mayor con ropa de fitness sujetando su esterilla de ejercicios

La ropa de fitness es muy funcional y puede utilizarse para estiramientos, yoga u otros ejercicios. También son muy cómodas y resultan adecuadas para llevarlas durante el día antes de hacer ejercicio. La ropa para hacer ejercicio puede ser motivadora, ya que el deportista la elige personalmente. Pueden hacerle sentir mejor consigo mismo o como si estuviera preparado para hacer ejercicio una vez que se las pone. También están fabricadas para ser más duraderas y pueden proteger su ropa habitual para que no se estropee durante un entrenamiento.

Zapatos - Llevar zapatos adecuados mientras hace ejercicio es esencial. El zapato adecuado es una cuestión de seguridad más que de rendimiento o moda. El zapato adecuado para hacer ejercicio será el de punta estrecha y el que se agarre adecuadamente al suelo. Elija zapatos que le queden cómodos y que al mismo tiempo cumplan los requisitos anteriores. No necesita comprar una marca o un estilo de calzado específico para realizar estos estiramientos y ejercicios. Seleccione un calzado que le permita realizar los movimientos con seguridad. Los zapatos con la suela plana son los mejores en general para el ejercicio. Le permiten distribuir adecuadamente su peso a través del pie y del tobillo. Los zapatos con tacón se utilizan para los ejercicios de sentadillas, pero pueden provocar dificultades con muchos otros movimientos. Opte por un zapato universal para todas sus necesidades generales de fitness, como un zapato estándar para caminar.

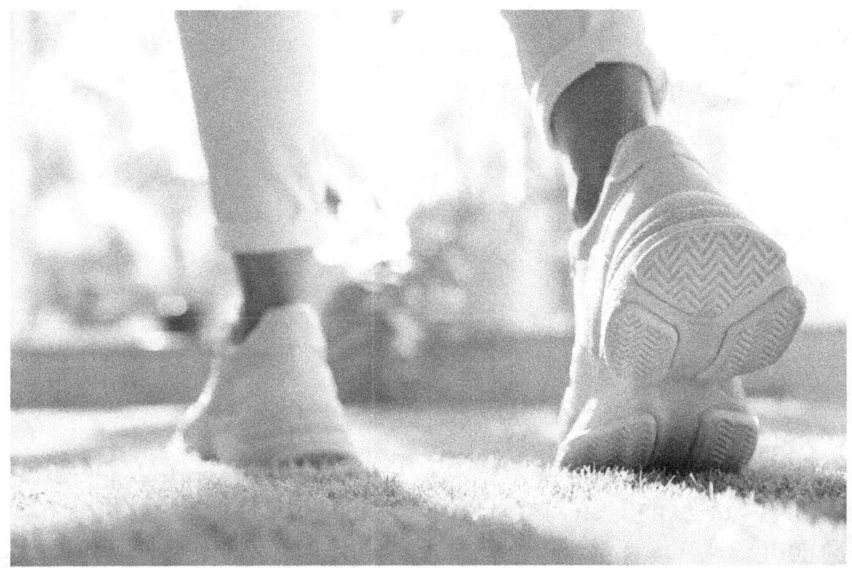

Pies caminando con zapatos deportivos blancos

Mancuernas - Las mancuernas son pesas que puede comprar con un peso fijo, como 1,5 kg, o con una barra corta que se puede cargar con pesas intercambiables. Están disponibles en muchas grandes superficies, tiendas de deportes o en Internet. Lo mejor es comprar al menos un par de mancuernas para estos ejercicios. Hay muchos estilos o marcas diferentes, pero todas sirven para lo mismo si se levantan y se bajan correctamente. Las pesas ayudan a desarrollar la fuerza y presionan los huesos para aumentar su densidad y mantener su capacidad para levantar ese peso.

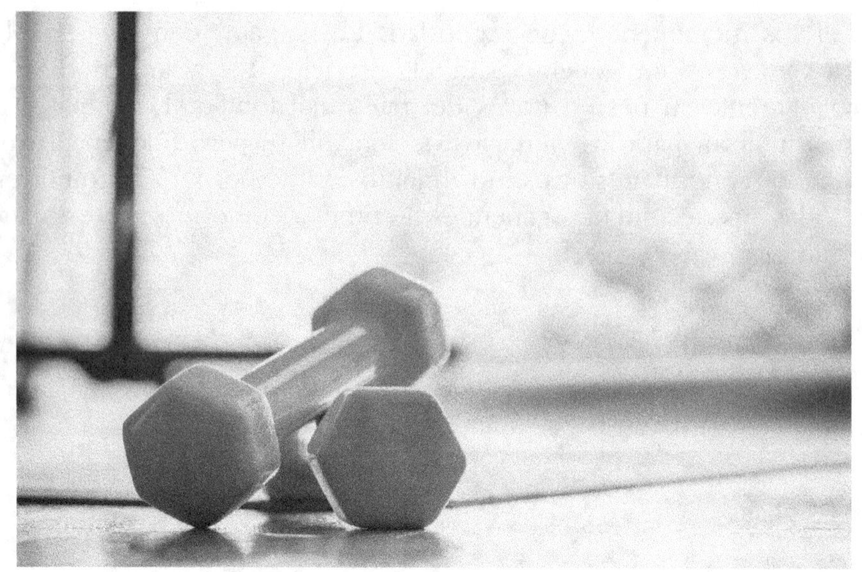

Un par de mancuernas

Es útil probar los pesos en persona para saber si le convienen y le permitirán un ejercicio seguro y satisfactorio. Si no puede probarlas con antelación, empiece con poco peso y vaya subiendo hasta llegar a otra serie más pesada más adelante. Los brazos en concreto suelen utilizar pesos más ligeros para sus movimientos. Los brazos no son los músculos más grandes del cuerpo, además hay articulaciones sensibles en el codo y la muñeca que no siempre se benefician de los pesos pesados.

Bandas de resistencia - Como alternativa, puede conseguir una banda de resistencia para realizar la mayoría de estos ejercicios. Las bandas elásticas ocupan menos espacio que las mancuernas, ya que se pueden enrollar o plegar muy bien. Las bandas de resistencia vienen en todos los pesos y algunos estilos diferentes. Hay bandas de resistencia con empuñaduras, bandas en bucle y bandas rectas sin empuñaduras. Todas estas bandas son adecuadas para ejercicios de brazos. Las bandas elásticas reducen el riesgo de lesiones por dejar caer el peso accidentalmente o por levantar un peso demasiado pesado y lesionarse un músculo o una articulación. Las bandas de resistencia siguen permitiendo al cuerpo desarrollar músculo y añaden un aspecto único a los ejercicios, ya que la tensión puede ser diferente en el músculo durante todo el movimiento.

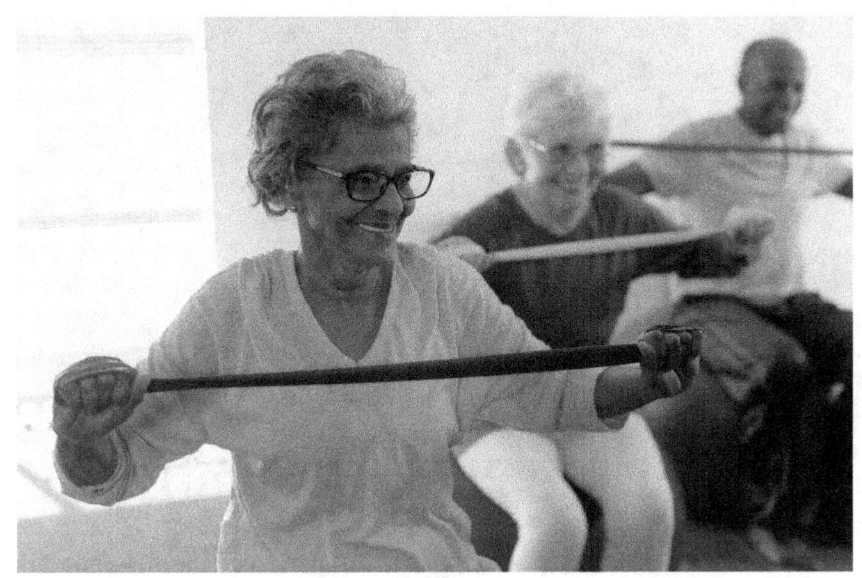

Personas mayores utilizando bandas de resistencia

Tenga cuidado de no dejar que la banda de resistencia se rompa y lo lesione o a los que están a su alrededor. Asegúrese de sujetarla correctamente y de mantener un agarre firme. Vigile la banda de resistencia y sustitúyala con el tiempo, ya que de lo contrario acaban desgastándose y rompiéndose.

Si no dispone de aparatos de ejercicio en casa, puede arreglárselas con otros objetos domésticos. Encuentre algo que suponga un reto, pero con un peso cómodo que pueda agarrar con seguridad con una mano. Estas opciones incluyen objetos como una lata de alubias, una botella de agua o un par de calcetines enrollados en una pelota. Estos ejercicios también pueden hacerse sin peso. Realizar los movimientos correctamente y aumentar la fuerza y la movilidad le ayudará a mejorar su forma física y puede llevarle a un nivel en el que pueda levantar pesas. Es importante realizar los movimientos con regularidad y hacerlos con seguridad, independientemente del peso.

Capítulo 2: Yoga en silla

Cuando piensa en el yoga, puede que le vengan a la mente imágenes de hombres y mujeres superflexibles en posturas aparentemente imposibles. Aunque el yoga puede conducir a una flexibilidad increíble, no es solo para aquellos que quieren volverse extraordinariamente ágiles. El yoga es una práctica ancestral que combina estiramientos y respiración para aumentar el bienestar mental y físico. El yoga es para todos, especialmente para aquellos que buscan ser más flexibles o reducir el dolor.

Lakshmi Voelker creó el yoga en silla como complemento del yoga en 1982. Se inventó para que la beneficiosa práctica del yoga fuera más accesible a todo el mundo. El yoga en silla utiliza las mismas prácticas que el yoga normal, pero las convierte, de modo que pueden realizarse sentado o utilizando una silla como apoyo. Esto brinda la oportunidad de realizar el yoga en silla en cualquier lugar donde pueda sentarse.

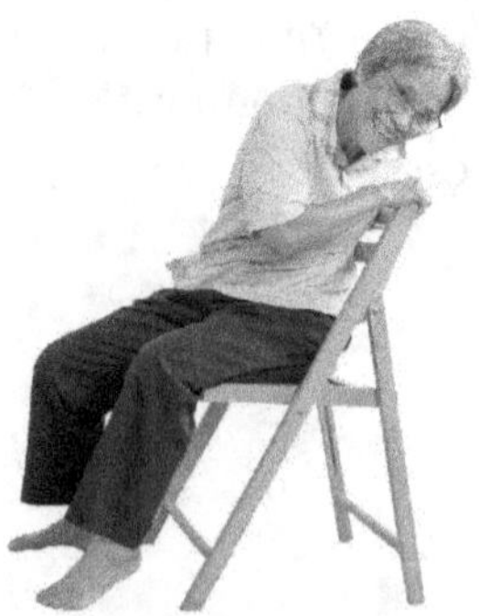

Un adulto mayor realizando estiramientos de yoga en silla

El yoga en silla es una alternativa para las personas con problemas de equilibrio, rigidez articular y movilidad limitada. El yoga en silla es una práctica suave que proporciona seguridad al practicante sin dejar de ofrecerle los mismos beneficios de estirarse, moverse y respirar a la vez que se concentra en sus acciones. Dado que los movimientos son conservadores y se realizan sentado, incluso aquellos que son demasiado débiles para otros ejercicios pueden participar.

El yoga en silla abrió la puerta a quienes nunca habían practicado yoga y a quienes más lo necesitan. Es una extensión calculada del yoga clásico que puede reducir los dolores crónicos, disminuir el estrés, mejorar la circulación y relajar los músculos tensos. Esto lo convierte en una excelente opción para las personas mayores. Puede aumentar su capacidad para estirarse, torcerse, doblarse y estirarse al tiempo que desarrolla la fuerza necesaria sin correr el riesgo de lesionarse. Las personas mayores suelen pasar mucho tiempo sentadas y necesitan actividades útiles para mantenerse sanas y felices.

El yoga en silla se ha convertido en todo un fenómeno porque funciona. Ha ayudado a muchas personas mayores y lesionadas a mejorar su calidad de vida. El yoga en silla puede devolverle la flexibilidad y el equilibrio que necesita para funcionar en su vida diaria o mejorar su circulación y su estado de ánimo para dormir mejor.

BENEFICIOS

El yoga en silla puede aumentar su fuerza. El yoga en silla es una forma de mover su cuerpo a través de una gama completa de movimientos y desarrollar fuerza en esos movimientos. Fortalecer la espalda y el cuello puede ayudarle con la postura y la comodidad mientras está sentado.

El yoga en silla puede mejorar significativamente su flexibilidad. El yoga en silla está pensado para relajar y estirar el cuerpo. Al mover el cuerpo con cuidado pero con precisión, los músculos se estiran sin riesgo de tensión. Centrarse constantemente en estirar las diferentes zonas del cuerpo durante el yoga aumentará su movilidad y flexibilidad con el tiempo. Esto es valioso para prevenir lesiones, sobre todo para las personas que antes estaban rígidas o inmóviles.

El yoga en silla puede mejorar su estado de ánimo. Al igual que con cualquier otro ejercicio, la práctica de los movimientos y estiramientos del yoga en silla puede liberar endorfinas que le hagan sentirse feliz. Estirar correctamente los músculos y practicar la respiración del yoga también puede liberar tensiones y reducir el estrés. Puede calmar sus nervios, bajar la presión sanguínea y reducir la ansiedad mediante la respiración utilizada en el yoga.

El yoga en silla puede ayudarle a concentrarse. El yoga en silla le obliga a ir más despacio mientras se concentra en la respiración y somete su cuerpo a movimientos terapéuticos. Mientras se calma a través de estos movimientos y la respiración, el estrés y las distracciones del día se desvanecen. Los movimientos y la respiración del yoga también favorecen la circulación, enviando más sangre sana y oxígeno por todo el cuerpo. El yoga en silla puede ayudarle a calmar sus pensamientos y aumentar la capacidad de concentración del cerebro.

El yoga en silla reduce el dolor y el estrés. Mediante estiramientos cuidadosos, el yoga puede reducir el dolor en músculos y articulaciones. Muchas personas sufren dolores crónicos causados por la inactividad o los desequilibrios. El yoga está pensado para aliviar estos músculos tensos y restaurar el cuerpo. Los estiramientos realizados durante el yoga en silla liberarán la tensión muscular y ayudarán a aliviar el dolor. Este mismo método de liberación ayudará a reducir el estrés. Al estirar el cuerpo durante el yoga, usted calma y centra su respiración y sus pensamientos. El resultado es una sensación de elevación con menos dolor y emociones negativas reprimidas.

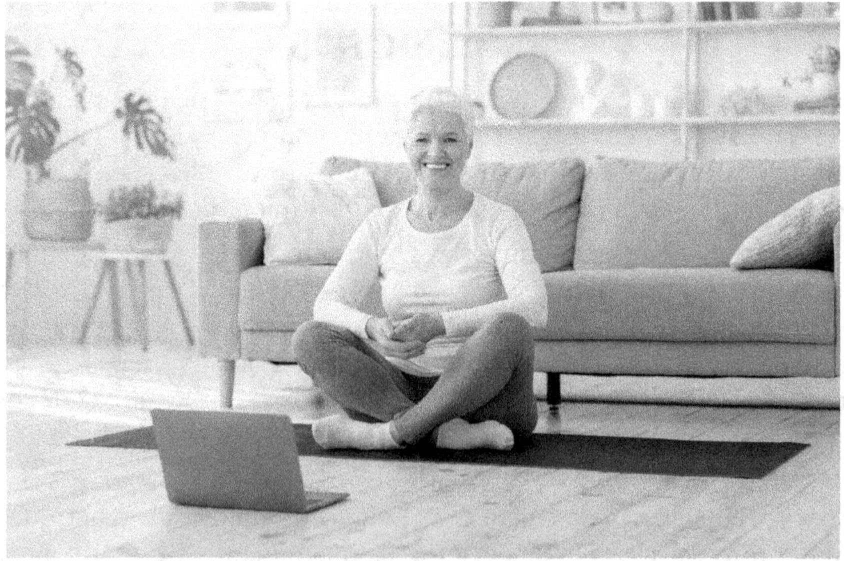

Una mujer mayor sentada en el suelo para hacer yoga

RESPIRACIÓN

La respiración es una parte esencial del yoga. El yoga sirve para calmar la mente y el cuerpo al tiempo que los despierta. La respiración durante el yoga y, a su vez, el yoga, en general, se considera a menudo como algo espiritual. Hay mucho poder detrás del yoga porque está directamente vinculado a cómo se siente el cuerpo. En realidad, más que una inexplicable conexión espiritual, la respiración afecta a cómo se siente el cuerpo gracias a la ciencia. Cambiando la forma y la intensidad de su respiración, puede lograr una reacción física deseada en el cuerpo.

Piense en cuándo respira profundamente. Cuando se siente pánico o preocupación, a menudo se le indica que "tome una respiración profunda" porque puede calmar físicamente el cuerpo. La respiración es clave para su estado de ánimo actual. Si presta atención a cuando está estresado o asustado, su respiración suele ser rápida y superficial. La respiración durante el yoga le calma para que pueda centrarse en sus movimientos.

La respiración del yoga se llama *pranayama*, que se traduce como "control de la respiración". Aunque se utiliza durante el yoga, el control de la respiración puede realizarse en cualquier momento por diversas razones funcionales. Durante el yoga, la respiración le hace sentirse más presente y alerta. Proporciona mayor oxígeno y nutrición a todo el cuerpo, haciéndole sentir más vivo y despierto.

Para las personas mayores practicar el control de la respiración puede tener muchos beneficios. Cuando se utiliza durante el yoga, el control de la respiración puede hacer que la experiencia sea más impactante y agradable. La respiración ayudará a las personas mayores a cosechar todos los beneficios del yoga y les dejará más felices y renovados.

Se pueden utilizar múltiples tipos de respiración para obtener diferentes resultados deseados durante y fuera del yoga. La respiración puede ajustar el flujo sanguíneo, el ritmo cardíaco y el estado de ánimo, al tiempo que relaja los músculos y reduce la presión arterial. Los practicantes también pueden utilizar el control de la respiración para mejorar las capacidades respiratorias o incluso ampliar la capacidad pulmonar.

Existen muchos estilos de respiración claramente definidos en el pranayama. Tienen nombres tradicionales basados en el sánscrito como *pranayama*, pero aplicaciones modernas. A continuación aplicará estilos similares a sus ejercicios de respiración con nombres fáciles de entender y recordar. He aquí algunos ejemplos de los nombres y usos de las técnicas respiratorias tradicionales:

- **Kumbhaka** para expandir los pulmones
- **Ujjayi** para equilibrar el cuerpo
- **Kapalbhati** para limpiar
- **Sithali** para enfriar el cuerpo
- **Bhastrika** para aumentar la energía
- **Fosa nasal alterna** para relajarse
- **Viloma** para respirar más completamente

Antes de realizar ejercicios respiratorios o incluso yoga, se recomienda prepararse con un breve calentamiento. Este calentamiento de la respiración solo le llevará un momento y pondrá la mente y el cuerpo en el estado adecuado para una respiración más avanzada y dirigida. Este calentamiento debe utilizarse para entrar en la "zona" antes de realizar ejercicios de yoga o entrenamiento respiratorio para obtener mejores resultados.

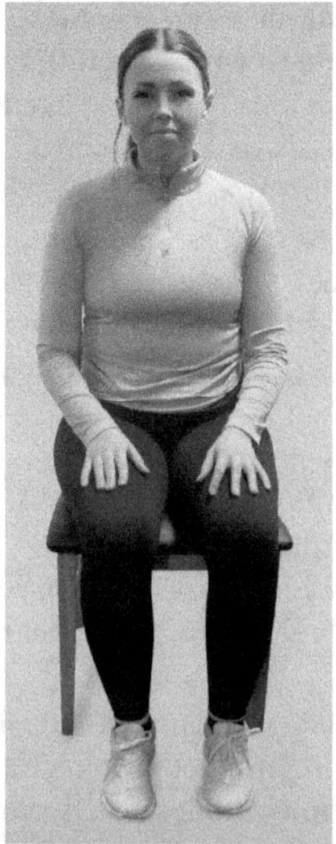

Una mujer tranquilamente sentada en la silla

Calentamiento

1. Siéntese en un lugar firme. Siéntese recto con la cabeza erguida. Lo ideal sería en su silla de ejercicios. Asegúrese de conseguir la silla adecuada que sea segura y cómoda para usted.

2. Inhale por la nariz durante 4 segundos. Concéntrese en su respiración.

3. Exhale por la boca durante 8 segundos.

4. Sienta cómo el abdomen y el pecho suben y bajan con cada respiración.

5. Haga esto durante 1 minuto.

EJERCICIOS RESPIRATORIOS

Estos ejercicios pueden ser realizados por cualquier persona y deben utilizarse para mejorar su bienestar físico y mental. Estas técnicas le ayudarán a controlar su respiración durante el yoga o le servirán como entrenamiento funcional y terapia además de sus ejercicios en la silla. Se desglosan en instrucciones fáciles de seguir con el propósito que hay detrás del uso de las técnicas.

Respiración coherente

Esta técnica de respiración se utiliza para calmar la mente y el cuerpo mientras ralentiza su respiración y se centra en la acción de respirar.

1. Siéntese en su silla de yoga. Mantenga la espalda recta y la cabeza erguida. Apoye las manos en el abdomen para sentir sus respiraciones. Puede cerrar los ojos cuando esté cómodamente sentado.

2. Inhale contando lentamente hasta 2.

3. Haga una pausa.

4. Exhale lentamente contando hasta 2.

5. Este ejercicio puede intensificarse contando hasta números más altos. Cuando se sienta cómodo contando hasta dos, no dude en aumentar la cuenta a 3, 4 o 5 segundos mientras inhale y exhale.

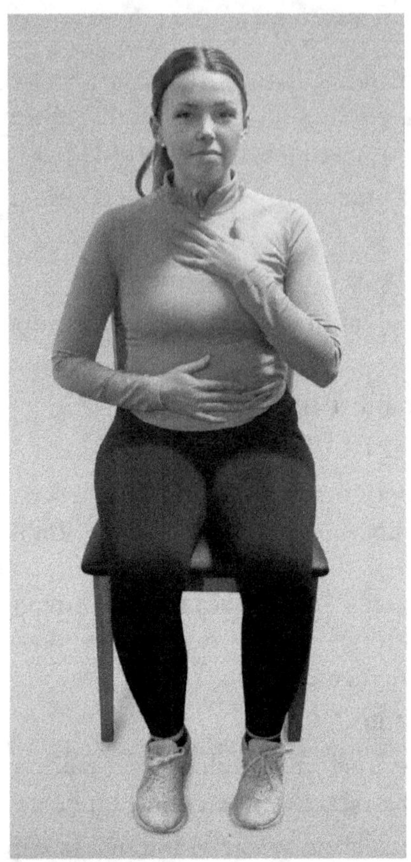

Una mujer practica la respiración antes de hacer ejercicio

Respiración rápida y profunda

Este método puede utilizarse para desestresarse. Utiliza respiraciones rápidas y profundas para reducir rápidamente la frecuencia cardiaca y la tensión arterial.

1. Siéntese con seguridad en su silla de yoga. Coloque los pies apoyados en el suelo.

2. Inhale profundamente por la nariz. Sienta cómo el aire llena sus pulmones y fluye hacia el interior de su vientre.

3. Respire contando hasta 8 por la boca. Mantenga la boca en posición de respiración natural mientras exhala.

4. Continúe este proceso durante 5 minutos si es posible o hasta que se sienta más relajado.

Respiración profunda

Este método se utiliza para la ansiedad y para aliviar los ataques de ansiedad. Utilice esta técnica para calmarse rápidamente cuando sienta pánico.

1. Siéntese recto en su silla de yoga con los pies apoyados en el suelo. Mantenga la cabeza y el pecho erguidos.

2. Inhale profundamente por la nariz contando hasta 6. Intente llevar el aire hacia el fondo del vientre mientras inhala.

3. Aguante la respiración durante 1 segundo.

4. Exhale contando hasta 8. No abra más la boca mientras exhala.

5. Repita este proceso de 10 a 20 veces.

6. Si la ansiedad persiste, descanse durante 1 minuto, respirando con regularidad antes de volver a empezar otras 10 a 20 respiraciones.

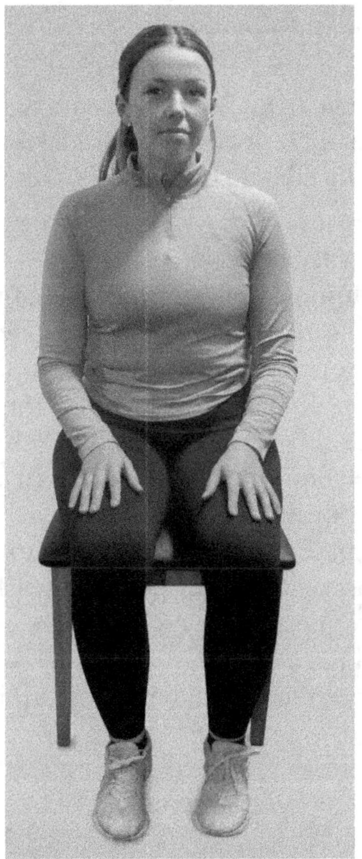

Una mujer se calma respirando profundamente

Respiración Buteyko

Este estilo de respiración puede utilizarse para mejorar el sueño. Se centrará en entrenarle para que utilice la nariz para respirar, lo que puede ayudar a las personas con apnea del sueño o problemas de ronquidos.

1. Siéntese en su silla de yoga con la espalda recta y la cabeza erguida. Mantenga los pies apoyados en el suelo.
2. Inhale lentamente por la nariz, continuando hasta que sienta los pulmones llenos.
3. Aguante la respiración entre 2 y 5 segundos.
4. Espire lentamente sólo por la nariz. No expulse el aire con fuerza, sino déjelo salir todo.
5. Repita este proceso durante 3 minutos al día.
6. Para aumentar este ejercicio, aguante la respiración de forma segura durante más tiempo entre inhalación y exhalación.

Respiración con el labio fruncido

Esta técnica puede utilizarse para ayudar a mejorar la capacidad pulmonar. Muchas personas no consiguen una respiración completa o de calidad debido a la edad, la inactividad o el tabaquismo. Practicar este método le ayudará a entrenar los pulmones para respirar de forma más completa.

1. Siéntese en su silla de yoga con los pies apoyados en el suelo. Mantenga la columna recta y la cabeza erguida.
2. Inspire profundamente por la nariz. Cuente al menos hasta 3 mientras lo hace, pero intente llenar sus pulmones.
3. Haga una pausa, conteniendo la respiración durante 1 segundo.
4. Frunza los labios. Haga como si estuviera bebiendo de una pajita o silbando, y deje sólo una pequeña pero firme abertura para que el aire salga de su boca.
5. Espire lentamente a través de los labios fruncidos durante al menos 6 segundos. Relaje el pecho y los hombros. No fuerce la espiración, sino que intente concentrarse en utilizar los pulmones para expulsar el aire.
6. Repita este proceso durante al menos 10 minutos al día.

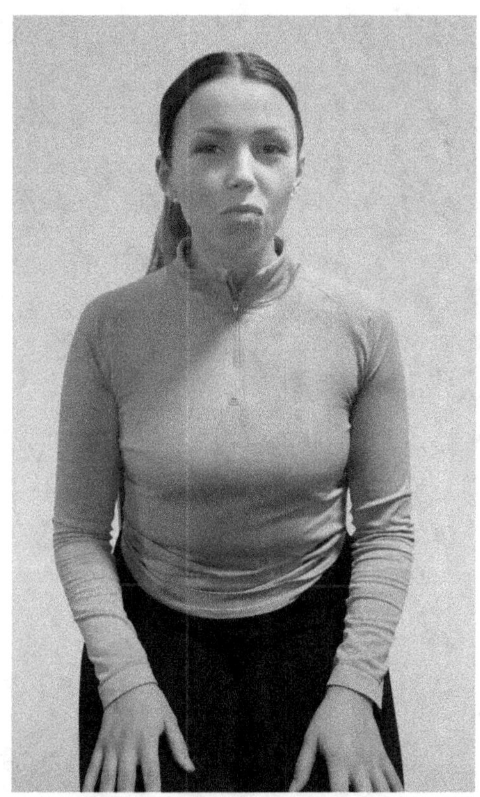

Una mujer respirando con los labios fruncidos

Respiración nasal

Esta técnica se utiliza para controlar la respiración de quienes tienen dificultades para recuperar el aliento. Utilice esta técnica para entrenar la nariz y los pulmones para que vayan más despacio y aprovechen cada respiración.

1. Siéntese en su silla de yoga en una posición relajada pero erguida.

2. Inhale normalmente por la nariz.

3. Exhale hasta que haya expulsado cómodamente todo el aire por la nariz; si la nariz está obstruida, utilice los labios fruncidos.

4. Continúe respirando por la nariz, pero reduzca la velocidad de las respiraciones. Llegue a respiraciones más largas de unos 4 segundos inhalando y 8 segundos exhalando.

5. Concéntrese en inspirar bien y en asegurarse de que vuelve a expulsar el aire. No fuerce la respiración e intente permanecer relajado.

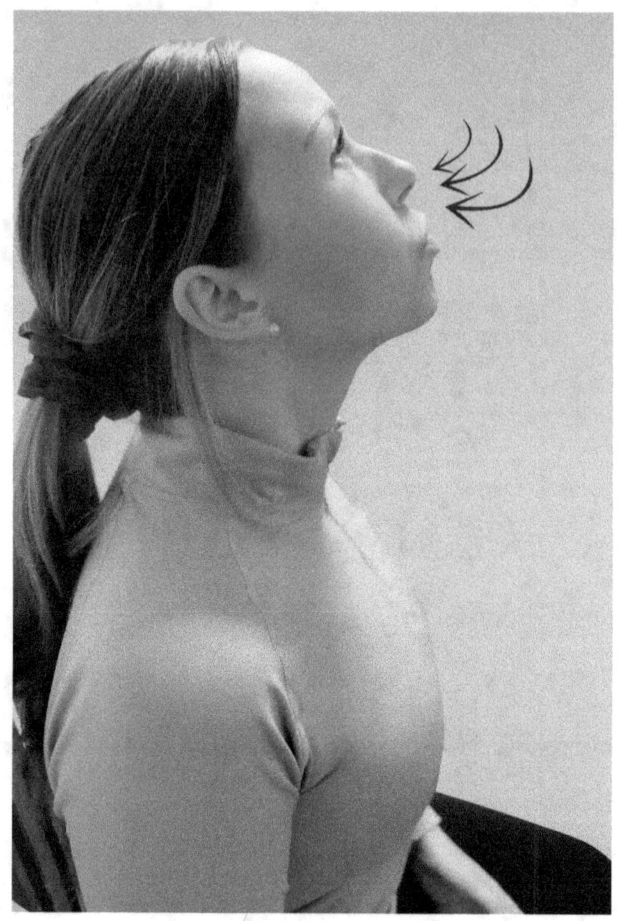

Una mujer practicando la respiración nasal

Sople cuando haga un ejercicio

Este método se utiliza para quienes realizan un esfuerzo, como levantar un objeto. Debe utilizarse para entrenar los pulmones y el cuerpo a tomar una respiración suficiente y utilizarla para realizar el movimiento con calma y confianza.

1. Para practicar este movimiento, siéntese en su silla de yoga. En la práctica, realizará este ejercicio justo antes de realizar un movimiento o actividad como ponerse de pie.

2. Inhale profundamente por la nariz.

3. Mientras ejerce fuerza, exhale por la boca con los labios fruncidos.

4. Una vez finalizado el esfuerzo, vuelva a la respiración normal.

5. Esta técnica debe utilizarse cada vez que realice un esfuerzo.

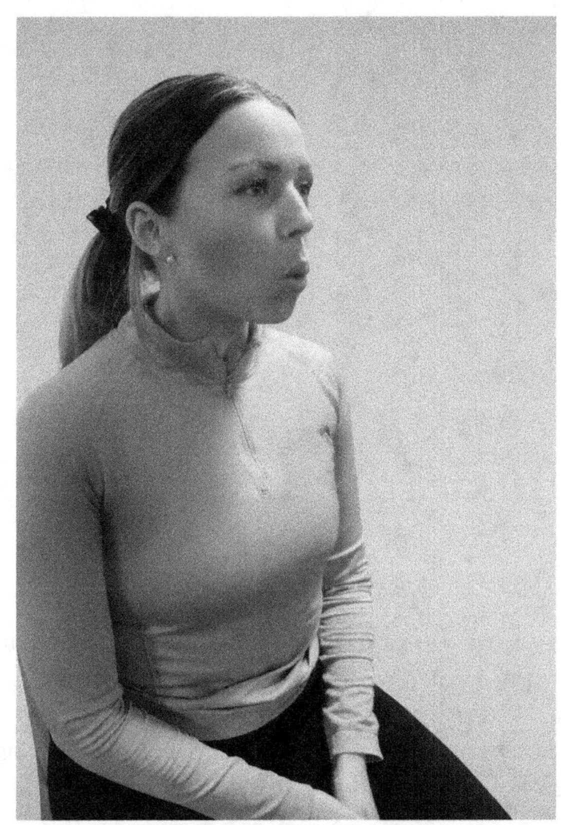

Una mujer respira correctamente mientras hace ejercicio

Capítulo 3: Movimientos de yoga en silla

Se supone que el yoga es terapéutico. Se supone que reanima y alivia el cuerpo a la vez que centra y despeja la mente. Durante el yoga, sentirá alivio al liberar la tensión de los músculos y el cuerpo a través del movimiento y la respiración. Después de practicar yoga, sentirá una combinación de relajación y felicidad por el aumento del flujo sanguíneo y de oxígeno.

Cuando comience a practicar yoga, la clave está en empezar poco a poco. Al principio no le resultará fácil porque es algo nuevo. Aprender los movimientos y utilizarlos adecuadamente en su beneficio también le llevará tiempo. Sin embargo, la clave del yoga, al igual que con cualquier ejercicio, es la constancia. Cuanto más practique yoga, más sentirá y reconocerá los beneficios. Puede que poco a poco note que su sueño mejora, o puede que sea capaz de alcanzar y coger su bebida de la mesa cada vez con más facilidad. Por lo tanto, no importa lo difícil o extraño que pueda parecer el yoga, con el tiempo dará sus frutos.

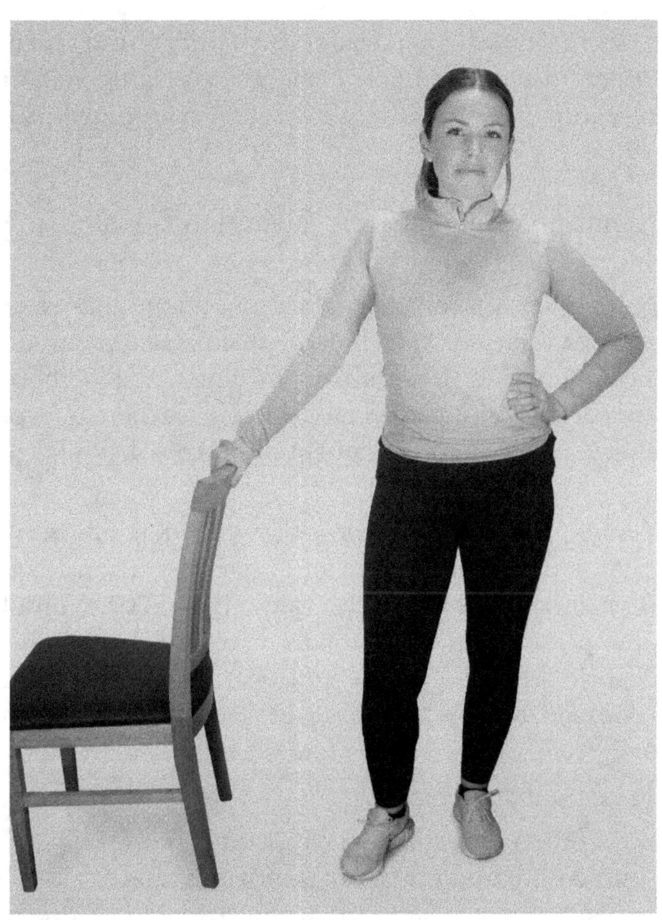

Una mujer junto a su silla de yoga

El yoga es un ejercicio de bajo impacto que combate los dolores, las molestias y el estrés. Es una de las prácticas más valiosas que puede realizar una persona mayor. El yoga diario puede ser la clave para empezar bien el día o conseguir la mentalidad adecuada para trabajar en esa novela que está escribiendo. Con el tiempo, el yoga puede convertirse en la respuesta a sus problemas a medida que aprenda qué movimientos le ayudan a aliviar el dolor crónico o le garantizan que pueda completar sus tareas diarias.

No tiene por qué sufrir dolor solo por ser un adulto mayor. Ser flexible y capaz de moverse sin dolor es clave para llevar una vida de calidad. Por desgracia, al cuerpo no le gusta estar inactivo y, cuando se es una persona mayor, parece gustarle aún menos. Realizar un poco de actividad diaria poco estresante le ayudará a mantener su cuerpo y su mente felices.

Encuentre su razón para practicar yoga y concéntrese en ella. Deje que esa razón sea para usted el camino hacia una rutina de yoga regular. Una vez que el yoga empiece a relajarle y a desarrollar su movilidad, estará más preparado para otros ejercicios y actividades. El yoga puede ser la puerta de entrada a una vida más sana, ya que le prepara para una actividad diaria más extenuante y una mejor recuperación del desgaste diario de su cuerpo.

Un cuerpo más sano y capaz significa una mente más sana. Se sentirá más feliz al poder estirarse con facilidad e inclinarse más sin dolor. Esto se traduce directamente en permitirse un autocuidado libre y ser lo suficientemente feliz como para centrarse en los demás aspectos de su vida. Utilice este yoga para aumentar su forma física y mantener su comodidad.

Los siguientes movimientos de yoga pueden utilizarse juntos o individualmente. Puede que quiera empezar con algunos que parezcan fáciles o que se dirijan a zonas en las que tenga dolor. Con el tiempo, lo mejor sería que pasara a utilizar estos movimientos habitualmente. Como el yoga es de bajo impacto, puede practicar estos estiramientos antes o después de completar otros ejercicios en la silla como calentamiento o enfriamiento.

Postura de la montaña sentado

Esta postura debe utilizarse para prepararse, comprobar su postura y servir como punto de partida para otros movimientos.

1. Siéntese recto en su silla. Mantenga la cabeza erguida. Mantenga los pies apoyados en el suelo y las rodillas en un ángulo de 90 grados. Inhale profundamente.

2. Exhale y concéntrese en cómo está sentado. Intente colocar el cuerpo de forma que todo su peso recaiga sobre los dos puntos en los que se apoya de forma natural cuando está sentado erguido.

3. Vuelva a inhalar profundamente y exhale. Al exhalar, gire los hombros hacia atrás y bájelos hacia el asiento. Tire del ombligo hacia la columna. Deje caer los brazos relajados a los lados.

4. Despierte los pies levantando los dedos y volviéndolos a apoyar firmemente en el suelo. Asegúrese de agarrar el suelo con los pies bien plantados. Este movimiento también implicará a sus piernas.

5. Realice este movimiento de 2 a 3 veces o hasta que sienta que su cuerpo está preparado para el siguiente movimiento.

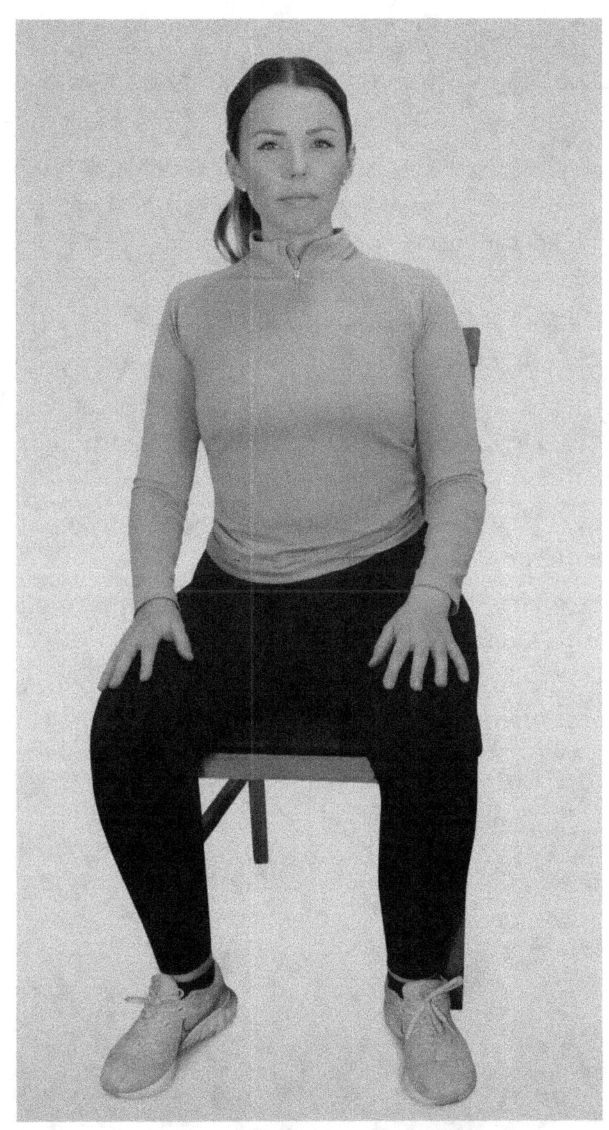

Una mujer lista para hacer ejercicio

Postura del Guerrero I

1. Comience en postura de montaña sentada en su silla. Brazos extendidos hacia abajo a los lados.

2. Inhale profundamente y levante los brazos extendidos hacia los lados.

3. Continúe el movimiento hacia arriba hasta que sus manos estén extendidas sobre su cabeza.

4. Entrelace los dedos por encima de la cabeza para hacer una forma de pistola con el dedo índice apuntando al techo.

5. Exhale y gire los hombros hacia abajo y hacia atrás, alejándolos de las orejas. Deje que los omóplatos se deslicen ligeramente por la espalda.

6. Inhale y exhale profundamente 5 veces mientras se acomoda cómodamente en esta posición.

7. Exhale, suelte las manos y deje caer lentamente los brazos extendidos hacia los costados.

8. Realice este movimiento de 3 a 5 series con un minuto de descanso entre series.

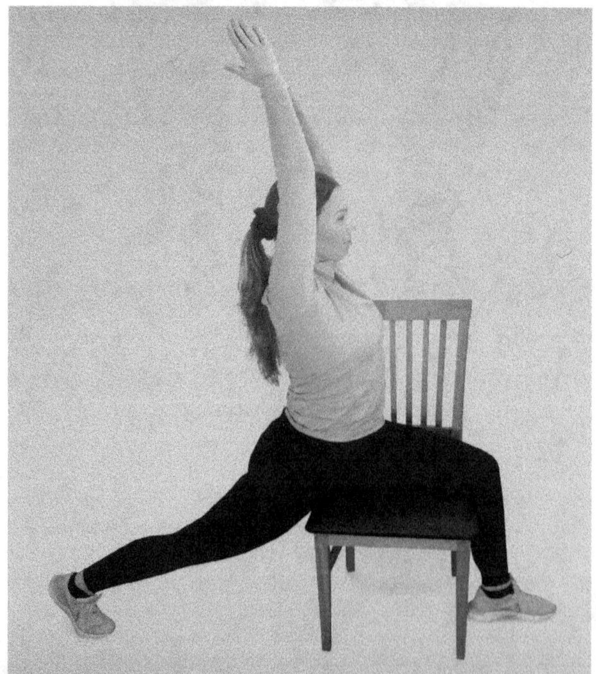

Una mujer demostrando el Guerrero I desde una posición sentada avanzada

Giros de hombros sentado

Este movimiento le ayudará a abrir el pecho y estirar la parte superior de la espalda y los hombros. Utilícelo para aliviar la tensión del cuello y mejorar la movilidad de la parte superior del cuerpo.

1. Siéntese en una silla en postura de montaña sentada.
2. Inhale y encoja los hombros hacia arriba.
3. Exhale y gire los hombros hacia delante y hacia abajo.
4. Inhale y vuelva a la posición neutral. Tome aire.
5. Inhale y encoja los hombros hacia arriba.
6. Exhale y gire el hombro hacia atrás y hacia abajo, en dirección al asiento.
7. Inhale y vuelva a la posición neutral.
8. Repita este movimiento de 3 a 5 veces hacia delante y de 3 a 5 veces hacia atrás.

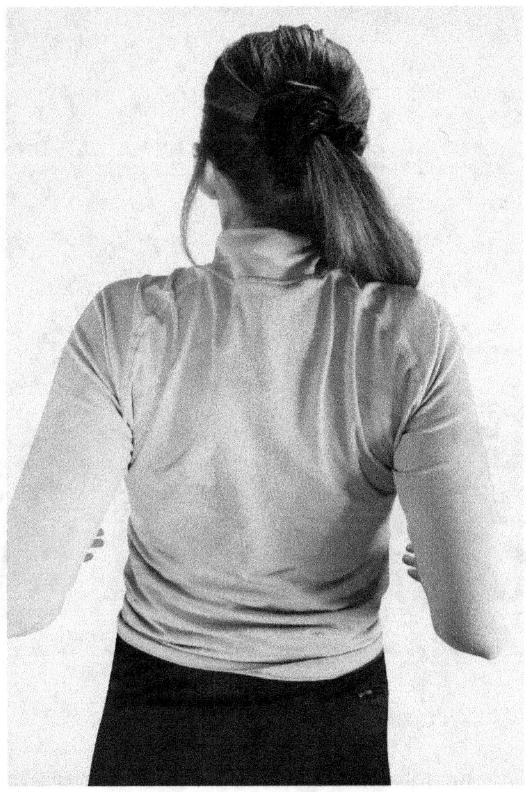

Una mujer realiza giros de hombros

Flexión sentada hacia delante

Este movimiento le ayudará a estirar los músculos de la espalda y, mediante la respiración, mientras está inclinado hacia delante, la postura favorecerá la digestión.

1. Comience sentándose en su silla en postura de montaña sentada.
2. Extienda hacia arriba la columna vertebral desde el asiento hasta la cabeza.
3. Apoye las manos en los muslos.
4. Inhale, inclínese hacia delante y doble la parte superior del cuerpo sobre las piernas. Deslice las manos por los muslos mientras baja. El objetivo es llevar el torso hacia la parte superior de las piernas.
5. Realice 5 inhalaciones y exhalaciones controladas en esta posición.
6. Inhale y vuelva a levantar el torso hasta una posición erguida.
7. Realice este movimiento de 3 a 5 veces al día.

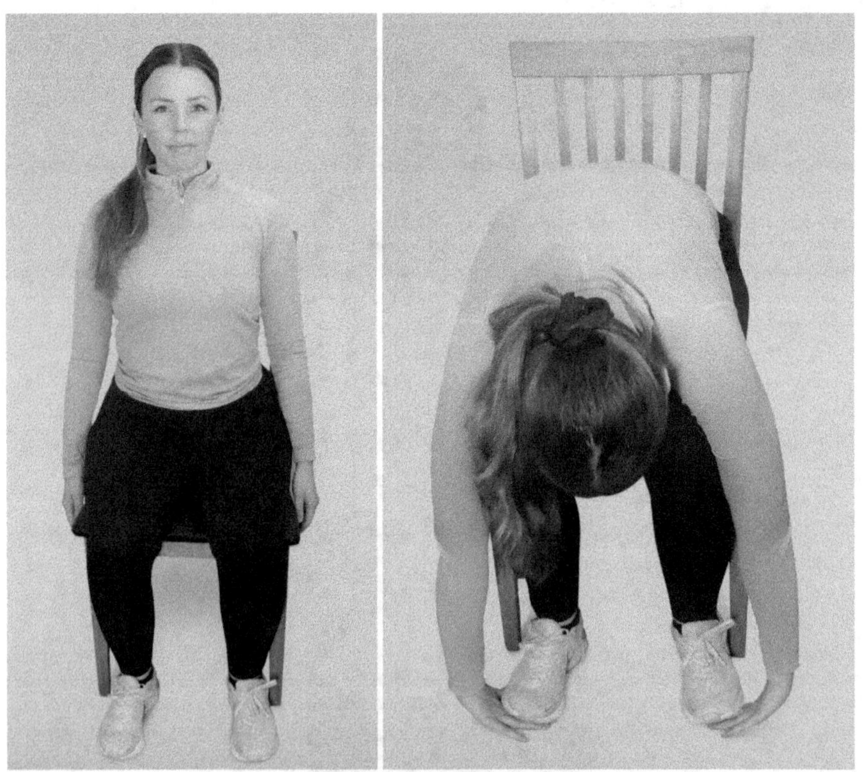

Una mujer haciendo una flexión hacia delante en silla

Brazos de águila

Esta postura debe utilizarse para aliviar la tensión o el dolor de la parte superior de la espalda y los hombros y ayudar a fortalecer y estabilizar la articulación del hombro.

1. Comience sentado con la columna recta y la cabeza erguida. Los brazos deben colgar sueltos a los lados.

2. Inhale y extienda los brazos hacia los lados.

3. Exhale y lleve los brazos hacia delante.

4. Mueva el brazo izquierdo por debajo y por delante del derecho y agarre el hombro derecho. Agarre el hombro izquierdo con el brazo derecho de la misma manera. Ahora debería estar abrazándose a sí mismo.

Modificación: Si tiene más flexibilidad, exhale y lleve los brazos hacia atrás delante de usted después de abrazarse. Manténgalos cruzados por los antebrazos y elevados a la altura de los hombros.

Modificación continuada: Desde la posición de los antebrazos cruzados, continúe enrollando los brazos uno alrededor del otro hasta que los dedos de la mano izquierda descansen en la palma de la mano derecha. Los brazos y las manos quedarán enroscados uno alrededor del otro frente a usted.

Modificación continuada: Mientras mantiene esta posición, siga los pasos siguientes.

5. Inhale y eleve los codos manteniendo la postura.

6. Exhale y gire los hombros hacia atrás y hacia abajo mientras mantiene la postura.

7. Haga una breve pausa y respire un poco.

8. Repita los movimientos de 3 a 5 veces al día.

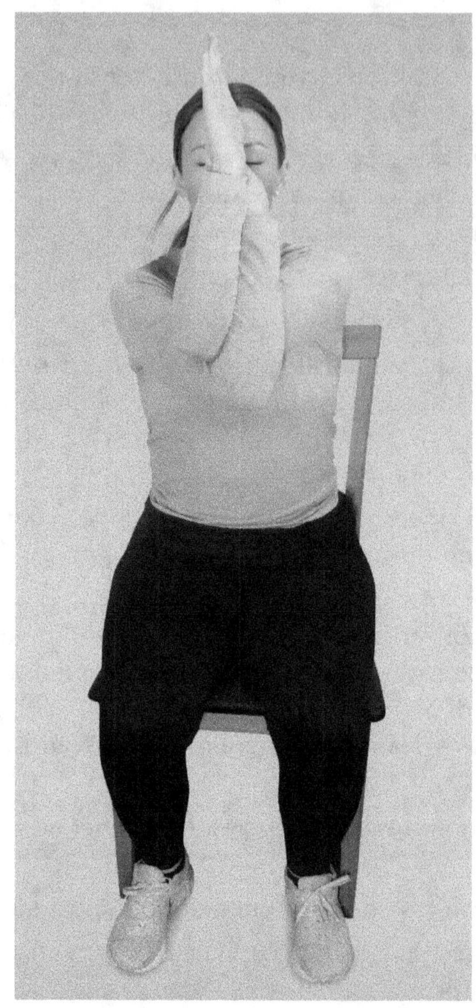

Una mujer realizando brazos de águila

Torsión sentada

Este movimiento le ayudará a tener una digestión saludable y puede favorecer la circulación. Si tiene dolor lumbar, este movimiento puede ayudar a relajarlo y aliviarlo.

1. Siéntese erguido en una silla.

2. Inhale y levante y extienda los brazos hacia los lados.

3. Exhale y gire con cuidado la parte superior del cuerpo hacia la izquierda.

4. Baje los brazos. Su mano izquierda se apoyará en la silla y la derecha descansará suelta a su lado derecho.

5. Utilice su mano en la silla para ayudarle a mantenerse estable, pero no se fuerce demasiado en el giro. Mire más allá de su hombro izquierdo.

6. Inhale y exhale 5 veces.

7. Salga de la torsión y vuelva a la posición neutral.

8. Repita el movimiento en el lado opuesto.

9. Realice este movimiento dos veces en cada lado.

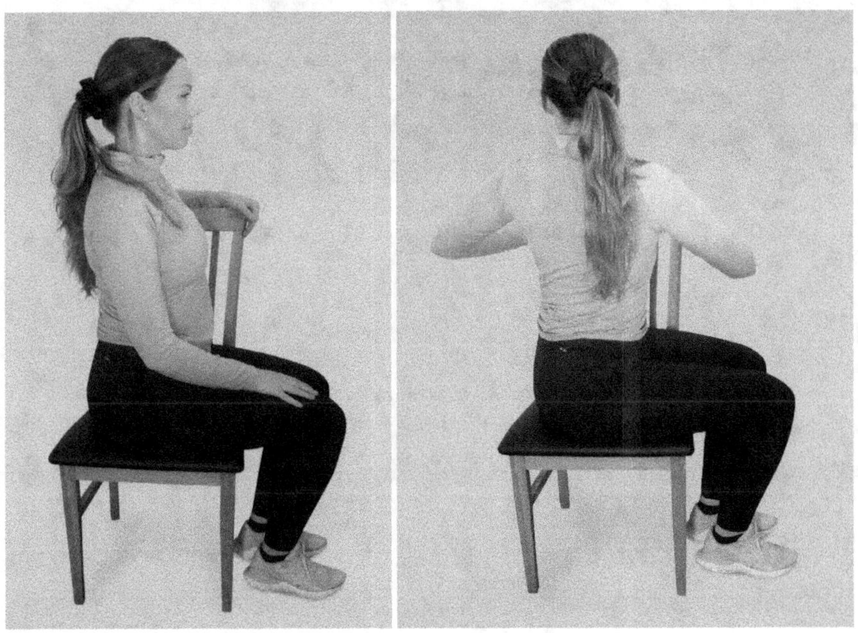

Una mujer demostrando un estiramiento de torsión sentada

Postura de gato-vaca sentado

Esta postura estirará y despertará la columna vertebral y el cuello.

1. Siéntese en su silla en postura de montaña sentada.

2. Inhale y arquee la espalda. Mire hacia arriba y hacia atrás utilizando el cuello y la cabeza (vaca).

3. Exhale y redondee la espalda llevando el ombligo hacia la columna (gato). Su cabeza debe estar por encima de sus muslos. Mire hacia abajo, hacia su ombligo.

4. Inhale y vuelva a la posición neutral.

5. Repita este proceso 3 veces.

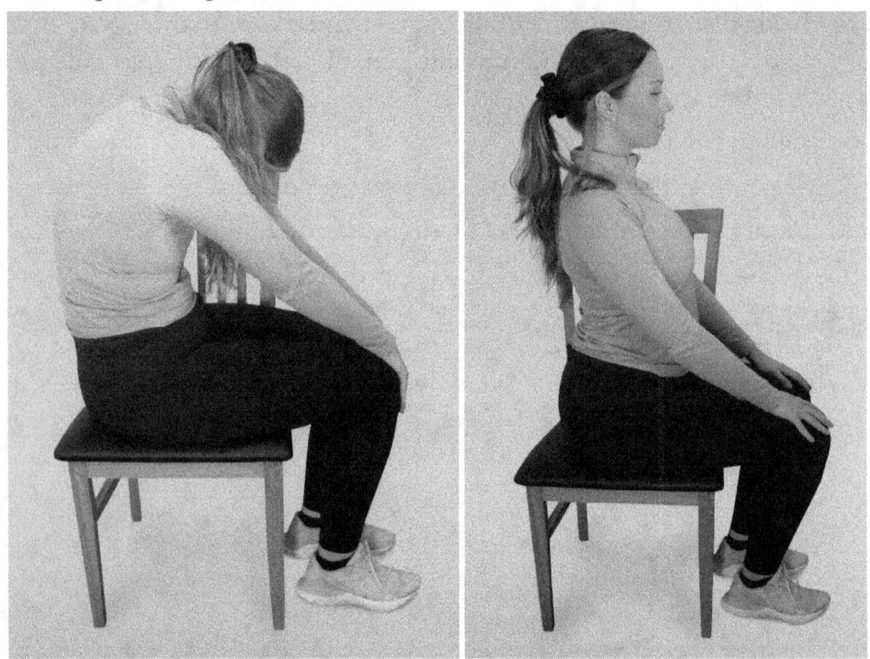

Una mujer demuestra la postura de gato-vaca sentado

Postura de la paloma sentada

Esta postura le ayudará a abrir las caderas, los glúteos y los flexores de la cadera (situados hacia el interior del muslo y la ingle). También es útil para relajar la zona lumbar. Esta postura es excelente para quienes pasan mucho tiempo sentados y puede ayudar a reducir la ciática (dolor en las caderas y los glúteos causado por un nervio comprimido)

1. Siéntese firmemente en el borde de su silla.

2. Coloque el tobillo izquierdo encima de la rodilla derecha. Si no puede doblar tanto la rodilla, puede utilizar una guía telefónica o un objeto resistente de tamaño similar en el suelo y colocar allí el tobillo izquierdo. Asegúrese de que se siente cómodo y firme antes de continuar.

3. Inhale y alárguese hacia arriba a través de la columna vertebral.

4. Exhale y muévase hacia delante, llevando el pecho hacia las piernas. Mantenga la espalda recta.

5. Inhale y exhale 5 veces.

6. Inhale y con cuidado lleve su cuerpo de nuevo a la posición neutral y devuelva el pie al suelo.

7. Repita en el lado opuesto.

8. Realice este proceso 3 veces en cada lado.

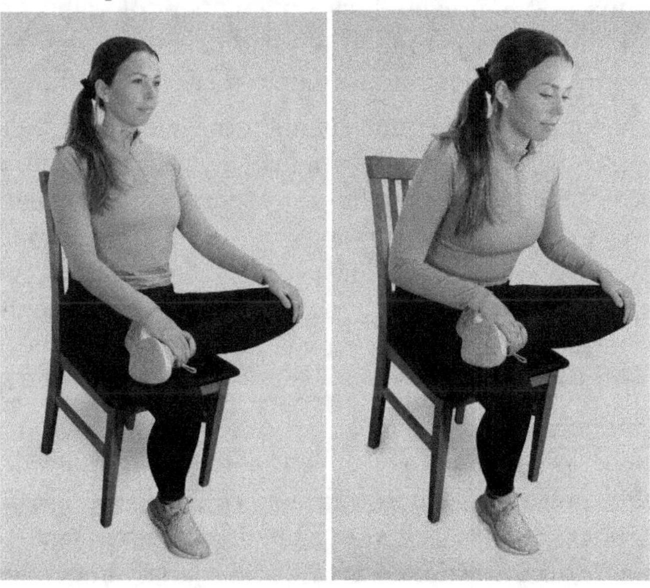

Una mujer demuestra el estiramiento de la paloma sentada

Capítulo 4: Estiramientos en silla

Aunque hay estiramientos en el yoga, el yoga es su propia experiencia. El yoga es un ejercicio y puede utilizarse como eje de uno de los días de su rutina semanal de ejercicios. También puede utilizarse como terapia para aliviar su cuerpo y su mente. El estiramiento se produce en el yoga, pero debe utilizarse con mayor frecuencia.

El estiramiento es la práctica de tensar el músculo y esencialmente permitir que libere su tensión por sí mismo. Esto ocurre maniobrando el músculo en una posición extendida y manteniéndolo allí brevemente. El cerebro y el cuerpo se comunican al mantenerse en esta posición extendida, y el músculo debería finalmente relajarse y "estirarse".

El estiramiento no es un entrenamiento y no debe utilizarse como ejercicio. No requiere un esfuerzo intenso y probablemente no quemará muchas calorías. El estiramiento es esencial para quienes realizan ejercicios, así como para las personas mayores. El estiramiento es vital para cualquier persona que someta constantemente su cuerpo a una actividad extenuante o a un esfuerzo físico. Los estiramientos permiten que los músculos del cuerpo vuelvan a la normalidad después de haberlos sometido a una acción agotadora.

Los estiramientos pueden ayudar a prevenir molestias o desequilibrios, como los que se producen al correr. Un corredor se estira después de su entrenamiento porque el cuerpo acaba de realizar movimientos que probablemente no utilizará el resto del día. Mientras tanto, después, el corredor debe realizar sus demás actividades diarias sin que los problemas de su cuerpo al salir a correr le ralenticen. Los corredores también suelen estirar antes de correr, para que el cuerpo no se encuentre en un estado de acortamiento o desequilibrio muscular cuando vayan a moverse. Esta misma teoría se aplica a las personas mayores que hacen ejercicio en una silla. Los estiramientos deben utilizarse para ayudar a mantener la funcionalidad y favorecer la recuperación después de un ejercicio esencial. Estirarse después de un ejercicio puede ayudar a que éste sea más beneficioso y puede ayudar a que las personas mayores vuelvan para otro día de ejercicio sin lesiones.

Los estiramientos son aún más cruciales para las personas mayores. Las personas mayores no participan en ejercicios o deportes que requieran o los animen a estirarse. Esto significa que probablemente tengan músculos tensos en todo el cuerpo por falta de uso. Al cuerpo no le gusta la inactividad y se lo hará saber a través del dolor o la falta de movilidad con el paso del tiempo. Las personas mayores se ven confinadas a una silla o pasan gran parte del día inmóviles debido a una lesión o a la falta de energía. Una forma pequeña pero impactante de combatir esto es trabajando en algunos estiramientos regulares. Los estiramientos pueden preparar el cuerpo antes o aliviarlo después de cualquier actividad física. Los estiramientos pueden utilizarse incluso a primera hora de la mañana para ayudarle a pasar el resto del día lo más libre de dolor y con la mayor movilidad posible.

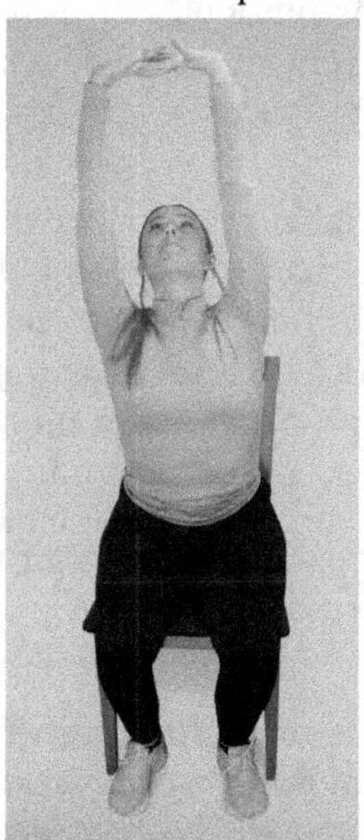

Una mujer practicando estiramientos

Beneficios de los estiramientos

Mejora la postura - Los estiramientos pueden ayudar a liberar la tensión muscular que tira del cuerpo de forma inadecuada. Esta tensión puede causar desequilibrios como inclinarse constantemente hacia un lado. Este desequilibrio provocará problemas peores y dolor por problemas de postura, ya que sentarse en una posición equilibrada normal puede resultar incómodo. Estirarse puede devolver a los músculos su longitud adecuada y mejorar la postura.

Previene lesiones - Todos los días hay que realizar algunas tareas físicas y, cuando se es una persona mayor, incluso estas tareas mundanas pueden resultar peligrosas. Cuando el cuerpo no está preparado para un movimiento, puede provocar una lesión. Imagínese intentar levantarse y alcanzar algo en un armario de la cocina cuando apenas se ha movido de la silla en ocho horas. Estirarse antes de la actividad o por las mañanas es una forma fácil y segura de reducir las posibilidades de sufrir lesiones musculares.

Mejora la circulación - Estirarse no es hacer ejercicio, pero mejorará el flujo sanguíneo. A medida que mueve el cuerpo en posiciones y mantiene los estiramientos, está ayudando a mover la sangre. Al cuerpo le gusta la actividad y hará circular los nutrientes en respuesta al movimiento. Una rutina de estiramientos moverá las partes del cuerpo y ayudará a aumentar el flujo sanguíneo, mejorando la energía, la concentración y la recuperación del ejercicio.

Mejora el rendimiento atlético - Las personas que hacen ejercicio en silla o las personas mayores hacen ejercicio por igual, ya que realizan una actividad física utilizando sus músculos. Independientemente del peso o la intensidad del ejercicio, un entrenamiento sigue siendo un entrenamiento. El cuerpo puede no estar preparado para un movimiento concreto si ese grupo muscular está tenso. Estirar los músculos tensos o inutilizados puede ayudarle a conseguir una mejor amplitud de movimiento al realizar los ejercicios. El estiramiento también puede ayudar a los músculos a recuperarse después de haber sido utilizados para realizar repeticiones de ejercicios.

Disminuye el dolor - Los músculos tensos pueden causar dolor con el tiempo. Puede que tenga un dolor en la espalda que no desaparece y que se deba a unos músculos tensos. La falta de actividad permite que los músculos se acorten y, en teoría, causen dolor o tirantez que puede percibirse como dolor. Estirar estas zonas críticas puede aliviar la tirantez y disminuir el dolor. Utilice los estiramientos como una solución cómoda y barata para los grupos musculares doloridos.

Mejora la amplitud de movimiento - Los estiramientos le ayudarán a mejorar la longitud de un músculo. Los músculos pueden acortarse después de ser utilizados repetidamente para movimientos específicos o de permanecer sentados en una posición durante periodos prolongados. Los estiramientos deben utilizarse para asegurarse de que estas zonas no están tensas, permitiéndole moverlas a través de su rango de movimiento adecuado. Quienes se estiran pueden mover su cuerpo a través de un rango de movimiento más completo.

Los estiramientos pueden utilizarse en cualquier momento y lugar, incluso en una silla. Esta posibilidad es cómoda y ofrece a las personas mayores una forma de ayudarse a sí mismas sin tener que desviarse de su camino, depender de otra persona o gastar dinero. Estos estiramientos pueden mantener sueltos los músculos de las personas mayores y ayudar a prevenir lesiones, tanto si se encuentran habitualmente en una silla como si no. Estas rutinas de estiramiento son seguras y fáciles de realizar. Pueden empezar como difíciles, pero se sentirá bien después de completarlas y se harán más fáciles de realizar con la constancia.

Para estos estiramientos, solo necesitará una silla resistente. Elija una silla cómoda y adecuada a su nivel de forma física. Busque un lugar con espacio suficiente para extender los brazos y las piernas mientras está sentado en la silla. Utilice estos estiramientos después de los entrenamientos, la actividad física o para ayudar a controlar el dolor.

Estiramiento de una sola pierna

Este estiramiento se centrará en los isquiotibiales (músculos de la parte posterior del muslo). Estos pueden volverse tensos por estar sentado o por falta de uso e incluso causar dolor en las nalgas. Este estiramiento también relajará la zona lumbar y puede aliviar la tensión.

1. Siéntese erguido y mantenga el cuello neutro.

2. Desplácese hacia delante hasta el borde seguro de su asiento, ya que el movimiento implicará que sus piernas se extiendan delante de usted.

3. Estire la pierna izquierda hacia delante y apoye el talón en el suelo. Su pierna debe estar extendida y los dedos de los pies deben apuntar hacia el cielo.

4. Asegúrese de que está bien apoyado en la silla. Coloque las manos sobre la pierna extendida para apoyarse y llegar mejor.

5. Inhale y extienda hacia arriba la columna vertebral.

6. Exhale y dóblese sobre su pierna izquierda extendida. Deslice las manos por la pierna para guiarse.

7. Puede bajar la pantorrilla y estirarse hacia delante si le resulta cómodo, pero no fuerce.

8. Inhale y exhale 5 veces mientras realiza este estiramiento. Si la respiración le ayuda a llegar cómodamente más lejos, hágalo.

9. Inhale y con cuidado libérese de la postura de vuelta a la posición neutral.

10. Repita este proceso con la otra pierna.

11. Realice este estiramiento 2 veces a cada lado.

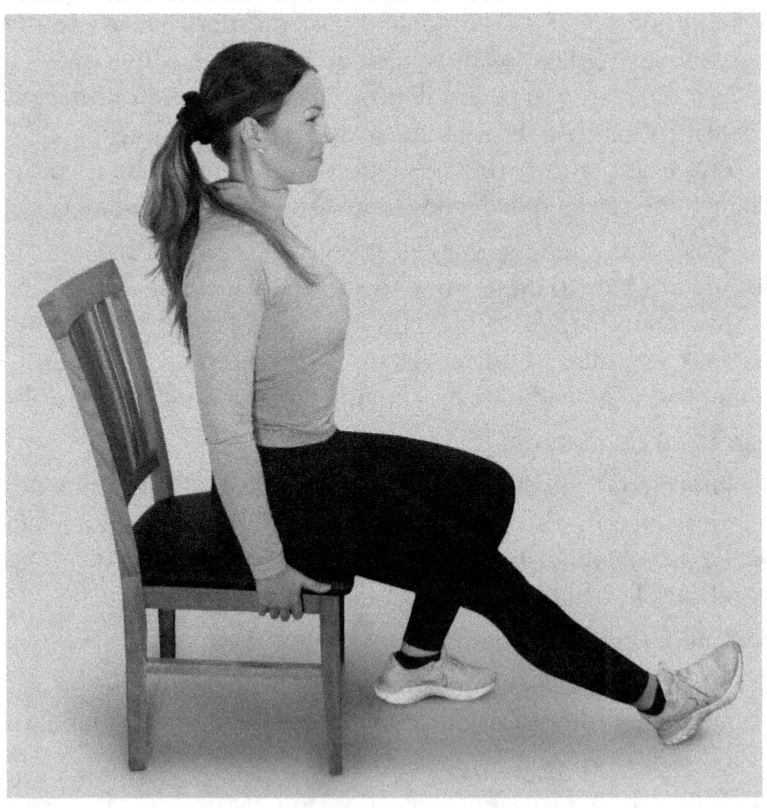

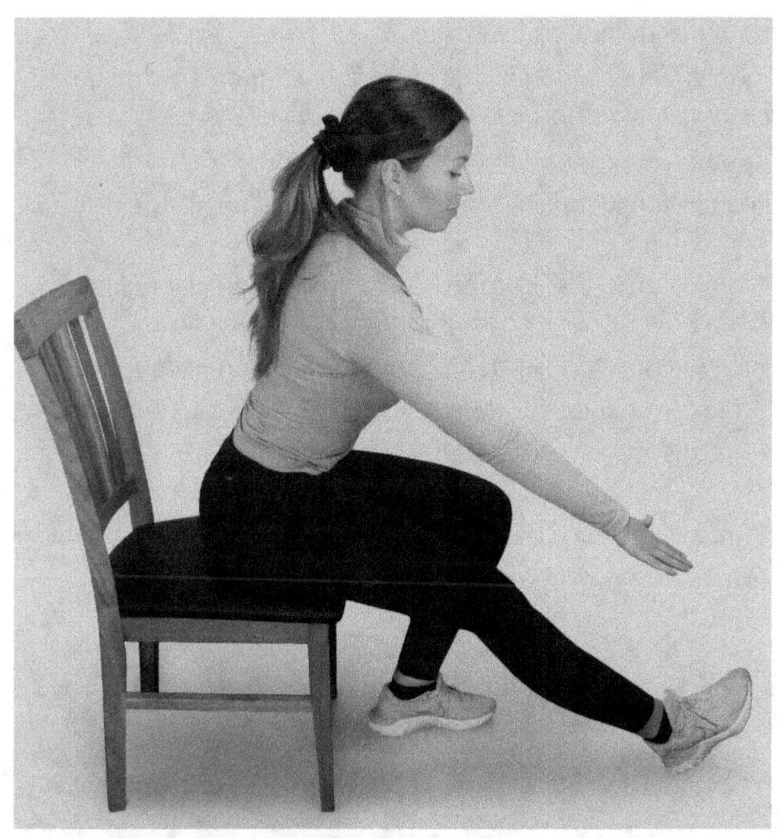

Una mujer realiza un estiramiento de una sola pierna sentada

Estiramiento de brazos invertidos

Esta pose puede mejorar la postura y la respiración y ayudar a abrir el pecho y estirar los hombros.

1. Comience sentado erguido en su silla.

2. Inhale y extienda ambos brazos hacia los lados con las palmas hacia abajo.

3. Exhale, gire los hombros ligeramente hacia delante y gire las manos de modo que las palmas miren hacia atrás.

4. Flexione los codos mientras mueve las manos detrás de la espalda.

5. Junte las manos detrás de la espalda. Intente separarlas ligeramente sin romper el agarre.

6. Haga 5 inspiraciones y espiraciones tranquilas pero completas.

7. Exhale y vuelva a llevar los brazos colgando libremente a los lados.

8. Repita este movimiento al menos 3 veces al día.

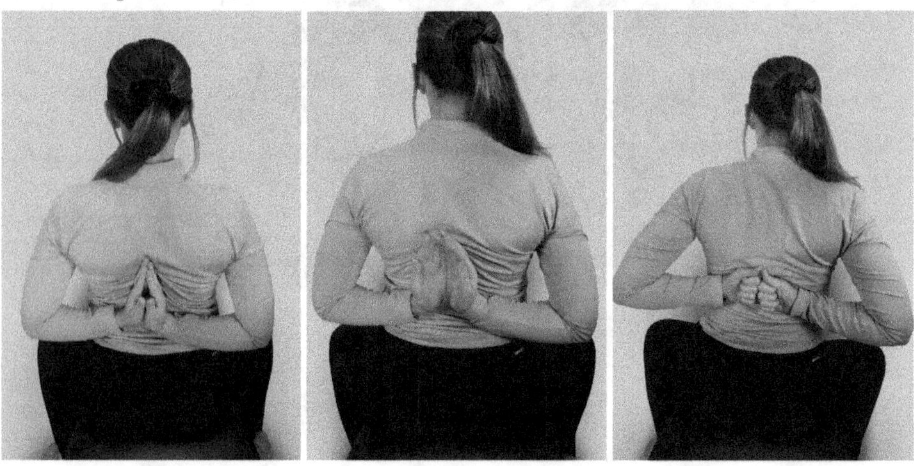

Una mujer realiza una sujeción inversa de brazos sentada

Estiramiento del cuello

Este ejercicio relajará el cuello y los músculos de soporte para mejorar la movilidad o aliviar la tirantez.

1. Comience en postura de montaña en su silla.

2. Inhale y alargue la columna desde el asiento hasta la cabeza.

3. Exhale y deje que la barbilla baje lentamente hacia delante y hacia el pecho. Haga una pausa de un segundo mientras se mira el vientre.

4. Inhale y levante la barbilla hacia el techo. Mire hacia arriba un momento.

5. Exhale y vuelva a colocar la cabeza en posición neutral. Inhale.

6. Exhale, gire la cabeza hacia la izquierda y mire en esa dirección. Inhale.

7. Exhale y vuelva a poner la cabeza en posición neutral. Inhale.

8. Exhale, gire la cabeza hacia la derecha y mire en esa dirección. Inhale.

9. Exhale y vuelva a colocar la cabeza en posición neutral.

10. Repita este proceso de 3 a 5 veces.

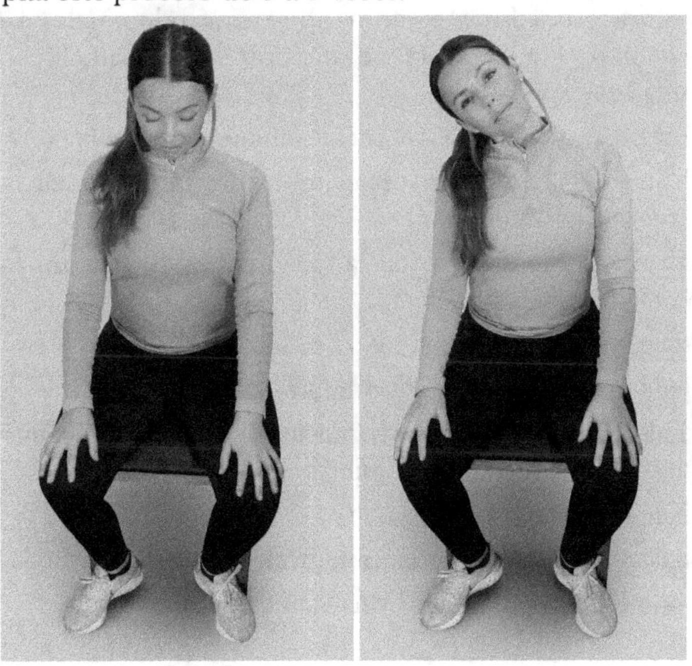

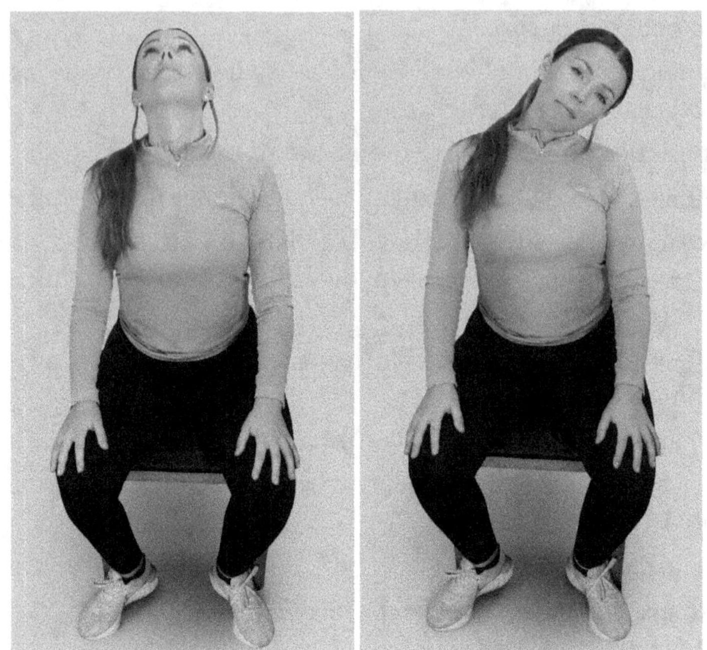

Una mujer haciendo una demostración de estiramientos de cuello

Estiramiento lateral sentado

Esta postura estira los músculos oblicuos (abdominales laterales), el cuello y el torso. Puede ayudar a mejorar la capacidad para alcanzar objetos y alivia el estrés.

1. Siéntese en postura de montaña sentado en su silla.
2. Inhale y estire los brazos hacia el techo. Puede juntar las manos o entrelazar los dedos.
3. Exhale y doble el torso hacia la izquierda. Sentirá un estiramiento en el lado opuesto.
4. Inhale y exhale 3 veces.
5. Inhale y vuelva a la posición neutral.
6. Exhale y doble el torso hacia la derecha. Sienta el ligero estiramiento en su lado izquierdo.
7. Inhale y exhale 3 veces.
8. Inhale y vuelva a la posición neutral.
9. Repita este movimiento 3 veces en cada lado.

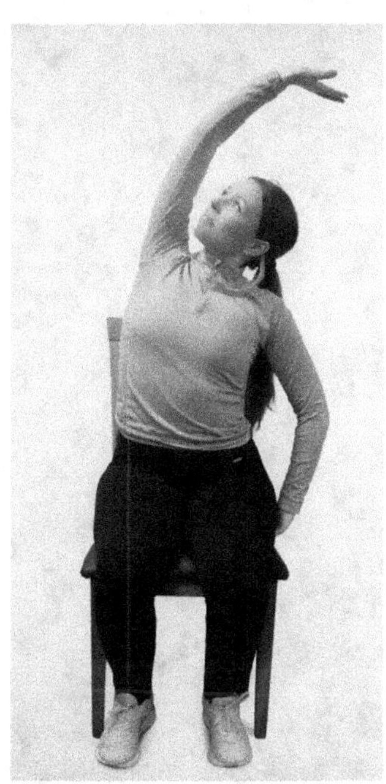

Una mujer realiza un estiramiento lateral en posición sentada

Círculos con brazos

Con ellos calentará los hombros, la parte superior de la espalda y los bíceps. Es un movimiento excelente para realizar antes de las actividades de la parte superior del cuerpo para hacer fluir la sangre.

1. Siéntese erguido en su silla; la cabeza debe estar en posición neutral y los pies apoyados en el suelo.

2. Extienda los brazos hacia los lados a la altura de los hombros. Sus palmas deben estar mirando al suelo. (Si no puede extender completamente los brazos, puede doblar los codos para este movimiento).

3. Mueva lentamente el hombro en un movimiento circular hacia delante. Creará pequeños círculos en el aire con las manos o los codos, dependiendo de si sus brazos están completamente extendidos.

4. Haga círculos hacia delante de 6 a 8 veces. Repita este movimiento hacia adelante.

5. Repita este movimiento haciendo círculos hacia atrás.

6. Realice este calentamiento durante dos series con 30 segundos de descanso entre series.

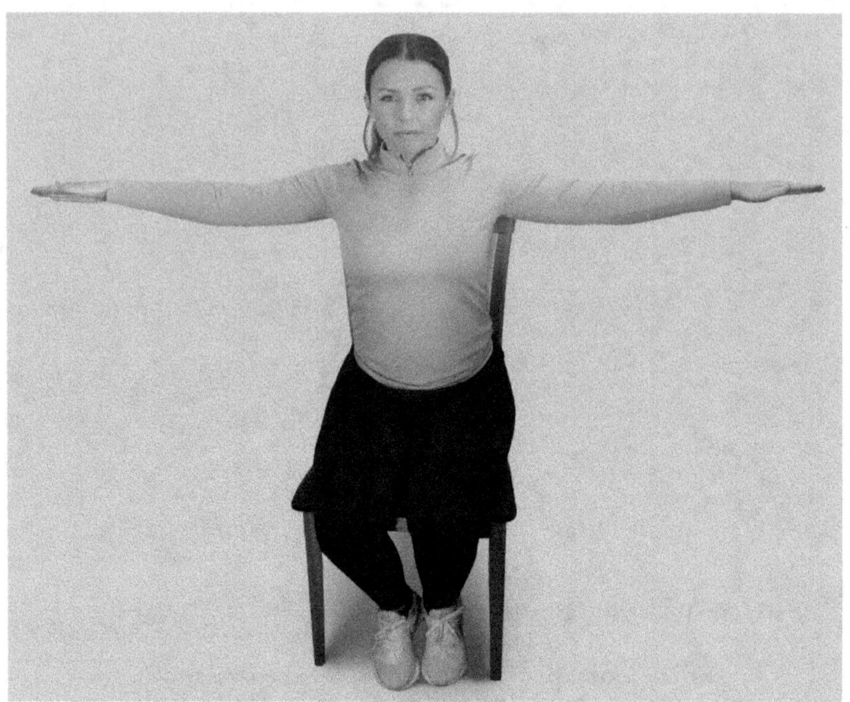

Una mujer hace una demostración de círculos con los brazos de pie

Rodilla al pecho sentado

Este estiramiento le ayudará a estirar la parte inferior de la espalda y a mejorar la movilidad de rodillas y caderas. Utilice este estiramiento para reducir la tensión o relajarse antes o después de las actividades de la parte inferior del cuerpo.

1. Siéntese lo más erguido posible en su silla. Asegúrese de que sus pies están apoyados en el suelo con un ángulo de 90 grados en la rodilla.

2. Levante la rodilla izquierda hacia el pecho mientras se estira hacia abajo y la agarra con los brazos. Tire de la rodilla hacia arriba hasta que sienta un estiramiento.

3. Mantenga la rodilla en esta posición estirada durante 30 segundos o aumente hasta 30 si es necesario.

4. Suelte la rodilla y deje que el pie vuelva al suelo.

5. Repita el estiramiento con la rodilla derecha.

6. Este ejercicio puede realizarse una vez en cada lado si se mantiene estirado durante 30 segundos.

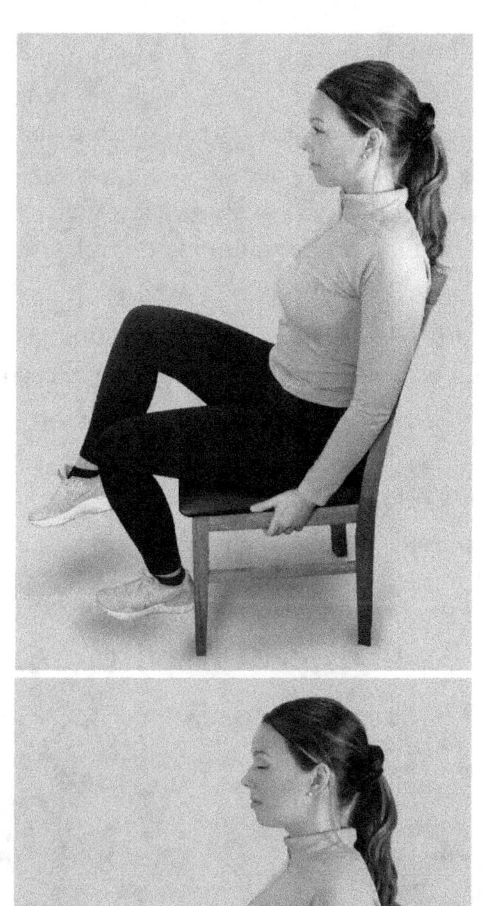

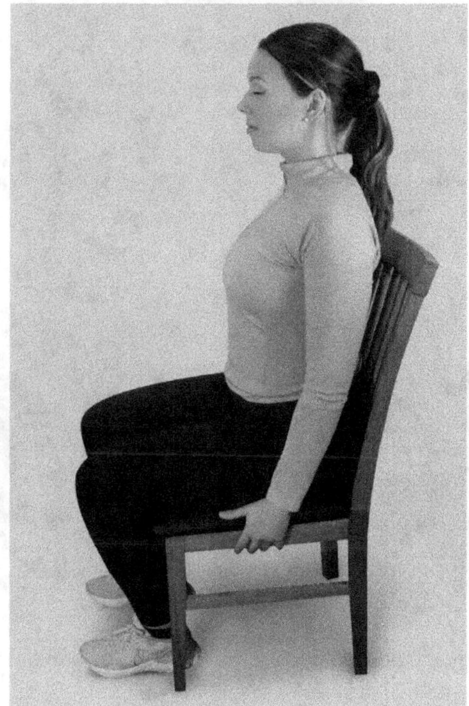

Una mujer realiza el estiramiento sentado de rodilla al pecho

Estiramiento del hombro

Este estiramiento le ayudará a relajar el hombro para realizar actividades o asegurarse de que está correctamente alineado tras la falta de uso.

1. Siéntese erguido con la cabeza levantada. Puede utilizar el respaldo de la silla para mantenerse erguido si es necesario.

2. Agárrese el brazo derecho con la mano izquierda.

3. Tire lentamente de su brazo derecho a lo largo de su cuerpo hasta que sienta un estiramiento en su hombro derecho.

4. Mantenga el brazo en esta posición durante 30 segundos si es posible.

5. Suelte y repita este estiramiento en el otro brazo.

6. Este estiramiento puede realizarse una vez en cada lado si se mantiene durante 30 segundos.

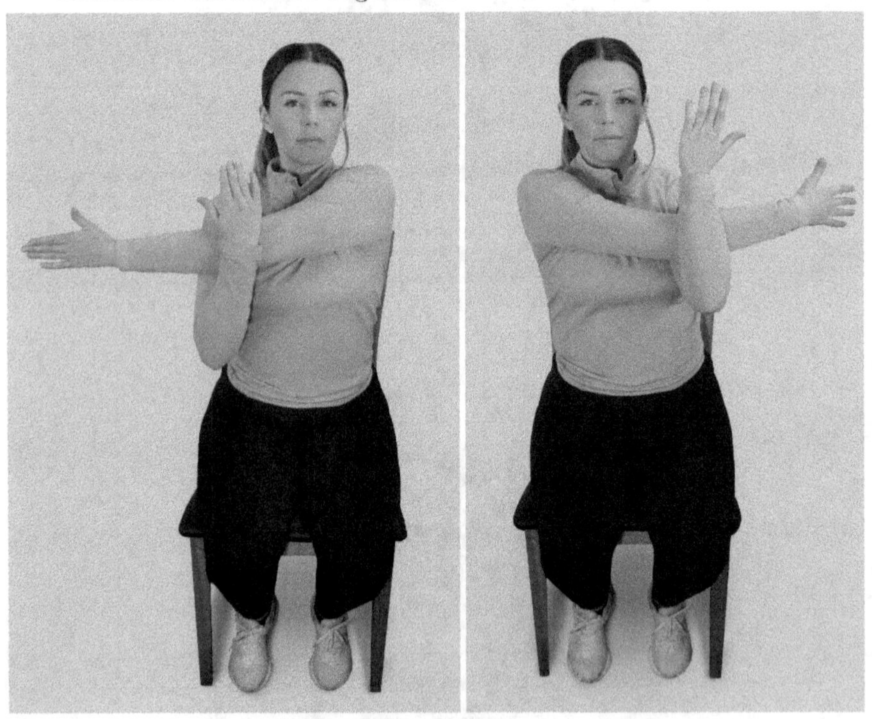

Una mujer demuestra el estiramiento de hombros

Estiramiento de tríceps

El estiramiento de tríceps le ayudará a relajar los brazos y los hombros. Debe utilizarse antes de los ejercicios de la parte superior del cuerpo y de los brazos o para aliviar el dolor en los tríceps (músculos situados en la parte posterior del brazo, entre el hombro y el codo).

1. Siéntese recto en su silla y utilice el respaldo si es necesario.
2. Levante ambos brazos por encima de la cabeza y doble los codos.
3. Coloque y doble el brazo izquierdo de modo que quede detrás de la cabeza.
4. Utilice el brazo derecho para agarrar el codo izquierdo.
5. Tire del codo izquierdo hacia la espalda hasta que sienta un estiramiento en el brazo.
6. Mantenga esta posición durante 30 segundos si es posible.
7. Suelte el brazo y vuelva a colocar ambos en la posición por encima de la cabeza.
8. Repita el estiramiento con el otro brazo.
9. Realice este estiramiento una vez a cada lado manteniendo la posición durante 30 segundos.

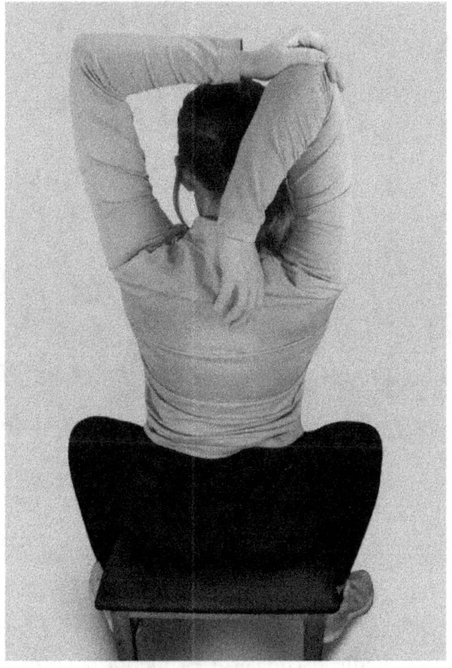

Una mujer realiza un estiramiento de tríceps

Estiramiento de la parte superior del cuerpo y los brazos

Este movimiento le ayudará a estirar la parte superior del cuerpo. Utilice este estiramiento para abrir la columna vertebral, la parte superior de la espalda, los hombros y los brazos.

1. Siéntese en una silla, manteniendo la columna recta y el cuello neutro. Mantenga los pies plantados para apoyarse.

2. Extienda los brazos completamente por encima de la cabeza y junte las manos de modo que las palmas queden mirando al techo.

3. Empuje hacia arriba a través de los brazos para llevar las palmas hacia el techo.

4. Sienta el estiramiento en los brazos y el alargamiento en la espalda. Mantenga esta posición durante 30 segundos.

5. Afloje las manos y vuélvalas lentamente a una posición neutral.

6. Realice este estiramiento una vez y manténgalo durante 30 segundos.

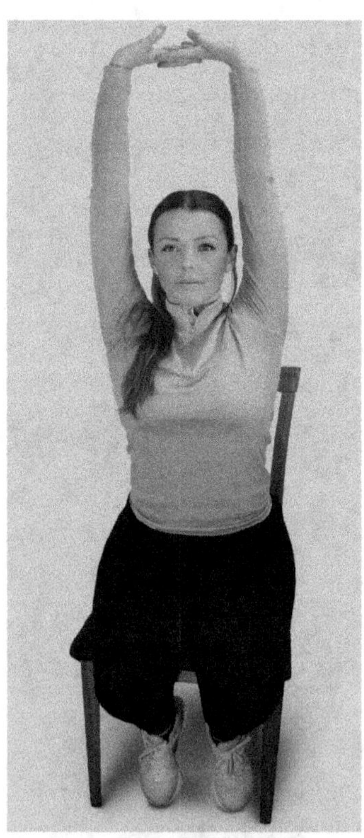

La mujer realiza el estiramiento de la parte superior del cuerpo y de los brazos

Capítulo 5: Movimientos de brazos

Los ejercicios de brazos realizados en una silla tienen sentido y son sencillos de hacer. No requieren que se ponga de pie ni que mueva la mitad inferior del cuerpo, por lo que son muy fáciles de hacer en casi cualquier silla. Ejercitar los brazos requiere peso o la resistencia de bandas elásticas, y usted utilizará los brazos para empujar o tirar del peso y, por lo tanto, aumentará la fuerza de los músculos utilizados.

El entrenamiento con pesas requiere repeticiones. Levantar el peso de la misma manera y utilizar el mismo músculo repetidamente obliga a los músculos a sobrecargarse. Los músculos se desgarran por el uso, y el cuerpo repara posteriormente los desgarros, aumentando el tamaño y la fuerza del músculo. Esencialmente, los músculos vuelven a fortalecerse con un poco de ayuda de una dieta adecuada y la recuperación del descanso.

El objetivo es realizar los ejercicios lo suficiente como para desafiar a los músculos sin esforzarse en exceso ni lesionarse. Después de realizar una serie de un ejercicio como los rizos de bíceps, descansará durante un tiempo, normalmente alrededor de un minuto. Durante este tiempo, el músculo estará relajado y podrá recuperar el aliento. El oxígeno y la sangre circularán por el cuerpo y se dirigirán al músculo. A continuación, puede realizar otra serie de ejercicios para sobrecargar de nuevo los músculos. De este modo, trabajará lo suficiente sin agotarse indebidamente.

Estos ejercicios le ayudarán a fortalecer los brazos, incluidos los hombros, los bíceps y los tríceps. Realizar estos movimientos también puede ayudar a mejorar la función articular en el codo y la muñeca y a mejorar la fuerza de agarre. Hacer ejercicio puede no parecer algo para usted, pero repercute directamente en todo lo que hace. Al reservar un día designado a la semana y trabajar los brazos, está contribuyendo a mejorar su calidad de vida.

Los ejercicios de brazos significan unos brazos más fuertes, más capaces de levantar, agarrar y alcanzar cosas por toda la casa. Unos brazos fuertes significan abrir más fácilmente las puertas de la cocina (o los tarros). El entrenamiento con pesas también mejora la densidad ósea. La salud ósea es fundamental para las personas mayores que pierden densidad ósea debido a la edad y a la inactividad. Ejercitar los brazos le preparará para otras actividades y le hará menos propenso a las lesiones, incluida la rotura de huesos.

Mantener unos brazos fuertes puede ayudarle a conservar su independencia. Necesita sus brazos para muchas actividades específicas y esenciales, pero si están débiles, esas actividades se vuelven más complejas. Las personas mayores necesitan actuar y mantener los brazos fuertes, ya que resulta más difícil mantener la musculatura cuando se es adulto mayor. Tener unos brazos sólidos y fiables puede ayudar a compensar la incapacidad para mantenerse en pie o tener problemas de equilibrio. Es esencial intentar mantener un nivel de forma física equilibrado en todo el cuerpo para que las distintas partes se complementen entre sí.

Ejercitar los brazos también puede ayudar a aumentar el ritmo cardíaco, hacer que la sangre bombee y quemar calorías. El hecho de que solo trabaje los brazos no significa que el resto del cuerpo no se beneficie del ejercicio. Asegúrese de trabajar los brazos al menos una vez a la semana. Estos ejercicios pueden mezclarse con otros, pero es vital utilizarlos con regularidad.

Press de hombros sentado

Este ejercicio desarrollará la fuerza y la movilidad de los hombros. Le ayudará con los movimientos por encima de la cabeza y aumentará la potencia de la parte superior del cuerpo.

1. Coja un juego de mancuernas o algo más ligero si es necesario. Empiece con poco peso, ya que los hombros son sensibles. También puede utilizar una banda de resistencia sentándose sobre ella o enrollándola debajo de la silla. Asegúrese de que los lados estén parejos a ambos lados de su cuerpo.

2. Siéntese en una silla robusta. Mantenga la espalda recta y apoyada contra el respaldo de la silla, y apoye los pies en el suelo. Mantenga un núcleo firme.

3. Flexione los codos y levante las mancuernas hasta la altura de los hombros con las palmas de las manos hacia delante. Sus manos deben estar justo fuera de la altura de los hombros, y las pesas deben estar justo delante de sus hombros.

4. Exhale y presione las pesas hacia arriba extendiendo los brazos. Mantenga los brazos rectos con las muñecas sobre los codos durante todo el movimiento. Haga una breve pausa en la parte superior del press.

5. Inhale y vuelva a bajar las pesas hasta justo por encima de la altura de los hombros.

6. Realice 3 series de 8 a 10 repeticiones, descansando de 30 a 60 segundos entre series.

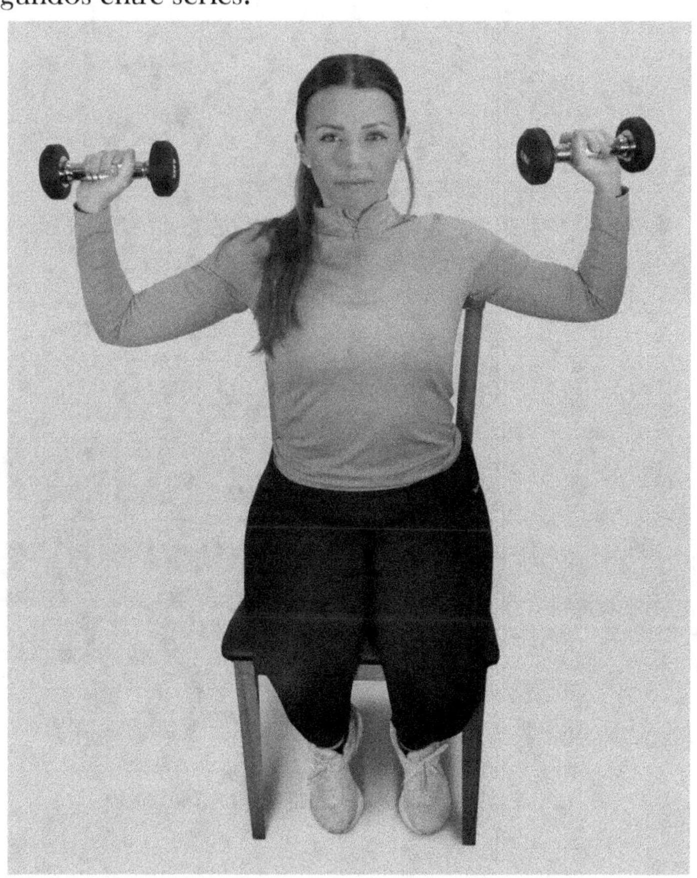

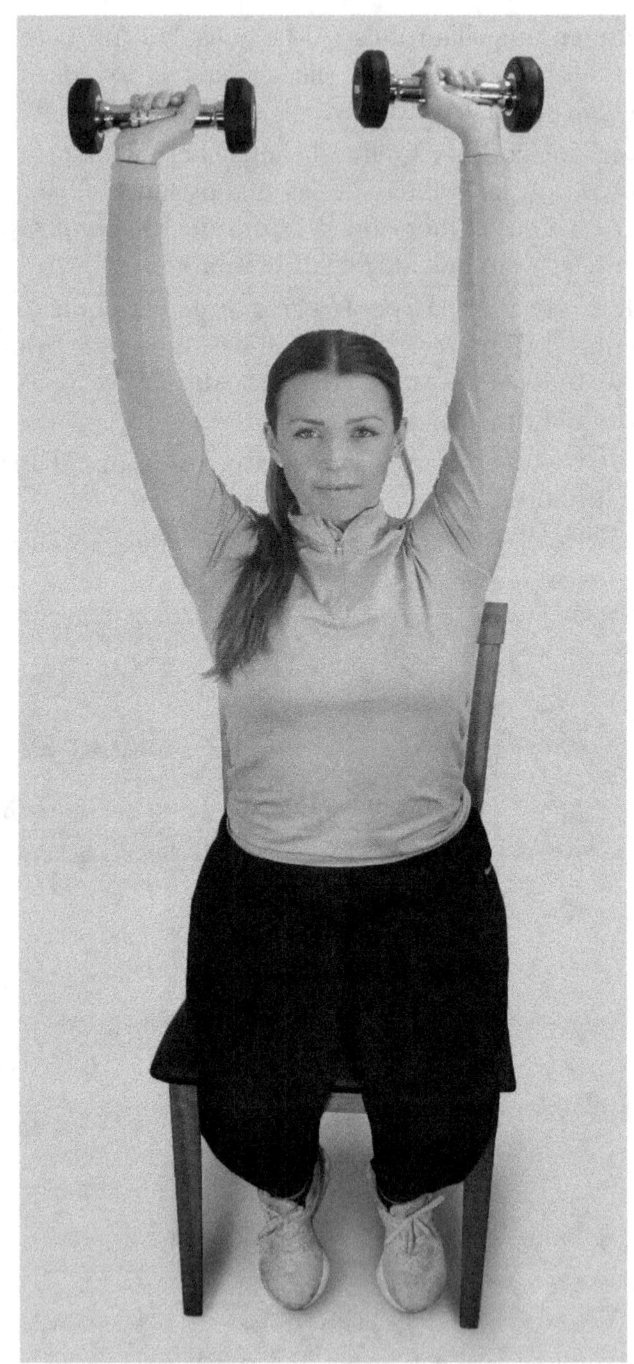

Una mujer realiza un press de hombros sentada

Elevaciones frontales sentadas

Este ejercicio es bueno para fortalecer los hombros. También le ayudará a mejorar el agarre y la estabilidad al agarrar y levantar cosas con el brazo extendido.

1. Coja un par de mancuernas y siéntese en una silla robusta. Este ejercicio también puede hacerse con una banda de resistencia bajo el asiento o sentado sobre ella. Puede utilizar algo más ligero, como calcetines enrollados, para desarrollar la fuerza en este movimiento. Utilice el respaldo de la silla para apoyar la espalda, manténgala recta y comprometa su núcleo para un mayor apoyo.

2. Mantenga el cuello neutro. Deje que las mancuernas descansen a sus lados, a ambos lados de la silla, con las palmas de las manos mirando hacia el cuerpo.

3. Exhale, y manteniendo los brazos rectos, levante lentamente la pesa hasta que esté completamente extendida frente a usted a la altura de los hombros. Haga una breve pausa en la parte superior.

4. Inhale y baje lentamente las pesas hacia sus costados.

5. Realice este ejercicio de 2 a 3 series de 8 a 10 repeticiones. Descanse de 30 a 60 segundos entre series.

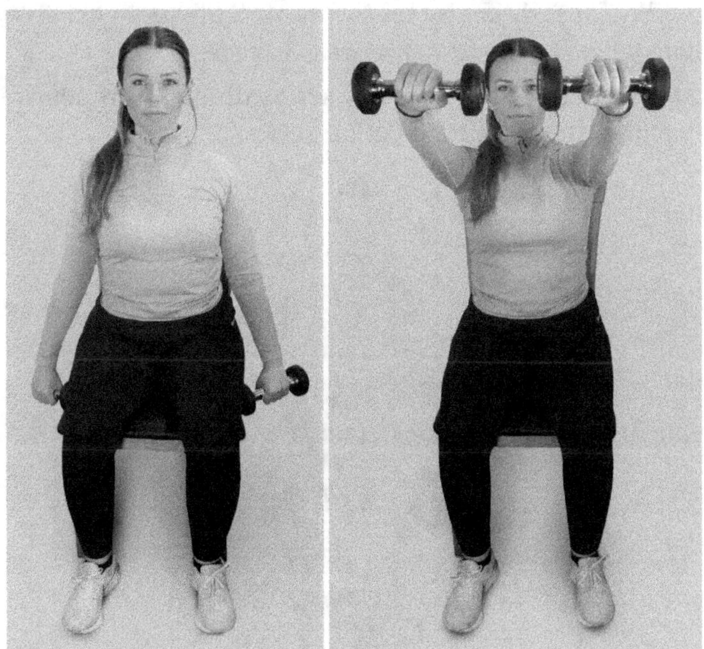

Una mujer realiza una elevación frontal sentada

Elevaciones laterales sentadas

Este ejercicio le ayudará a aumentar la amplitud de movimiento del hombro. Desarrollará fuerza para levantar y alejar cosas del cuerpo lateralmente.

1. Asegúrese de comenzar este movimiento con un peso ligero o intente utilizar algo más liviano como un par de calcetines enrollados. Coja un par de mancuernas y siéntese en una silla robusta. Este ejercicio también puede hacerse con una banda de resistencia bajo el asiento o sentado sobre ella. Utilice el respaldo de la silla para apoyar la espalda y mantenerla recta. Active su núcleo para obtener apoyo. Mantenga el cuello neutro y mire hacia delante durante el movimiento.

2. Deje que las pesas descansen a sus lados con las palmas de las manos mirando hacia su cuerpo. Mantenga una ligera flexión en el codo. Si no puede extender el codo o no puede realizar el movimiento desde esta posición, puede doblar más el codo y realizar el movimiento.

3. Exhale y levante lentamente las pesas hasta aproximadamente la altura del hombro. Debe sentir que la tapa del hombro trabaja durante esta elevación. Haga una breve pausa en la parte superior.

4. Inhale y baje lentamente las pesas hacia su costado.

5. Realice este ejercicio de 2 a 3 series de 8 a 10 repeticiones. Haga una pausa de 60 segundos entre series.

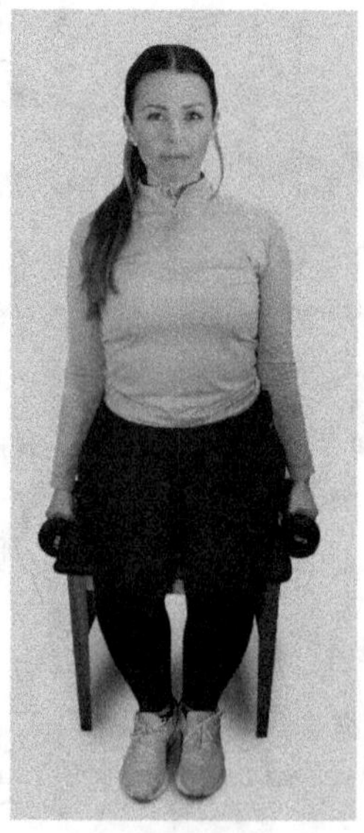

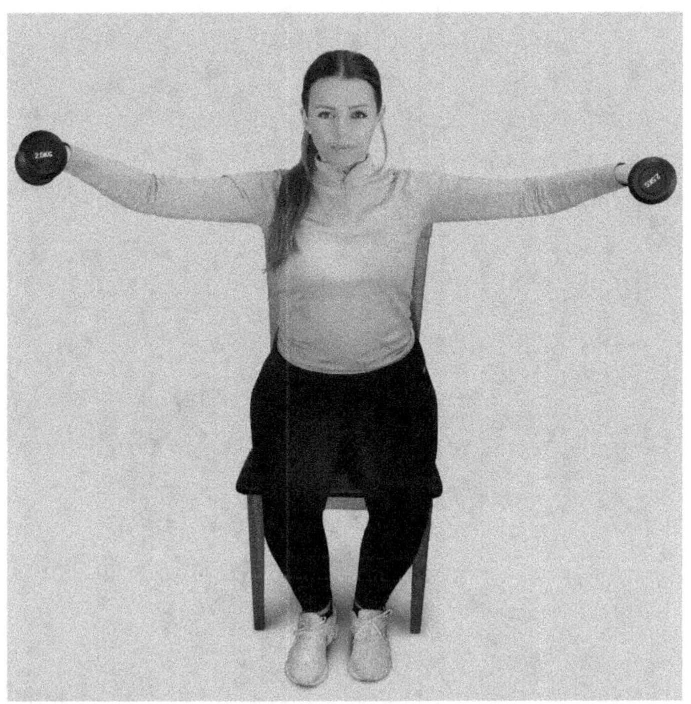

Una mujer realiza la elevación lateral sentada con mancuernas

Curls sentado

Este ejercicio le ayudará a mantener la movilidad del codo y a mejorar la fuerza de la muñeca y del agarre. Este ejercicio desarrollará la musculatura para facilitar el levantamiento al doblar el codo.

1. Coja un par de mancuernas o una banda de resistencia. También puede utilizar algo ligero como una manzana si las pesas le resultan demasiado difíciles. La banda de resistencia puede enrollarse detrás o debajo de la silla, o puede sentarse sobre ella. Siéntese en la silla y utilice el respaldo de esta como apoyo. Mantenga la espalda recta y el cuello neutro. Active su núcleo.

2. Deje que los brazos cuelguen a los lados con las palmas hacia dentro. Exhale y doble el codo. Levante la mancuerna hasta que el codo forme un ángulo de unos 45 grados. Apriete el bíceps y utilícelo para levantar y controlar la pesa. No balancee las pesas. Haga una breve pausa en la parte superior del levantamiento.

3. Inhale y baje lentamente las pesas hacia los costados.

4. Realice este ejercicio de 2 a 3 series de 10 repeticiones. Descanse 1 minuto entre series.

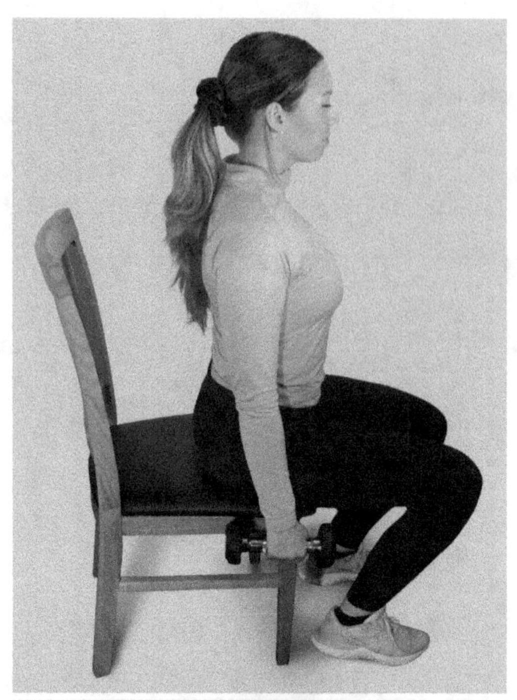

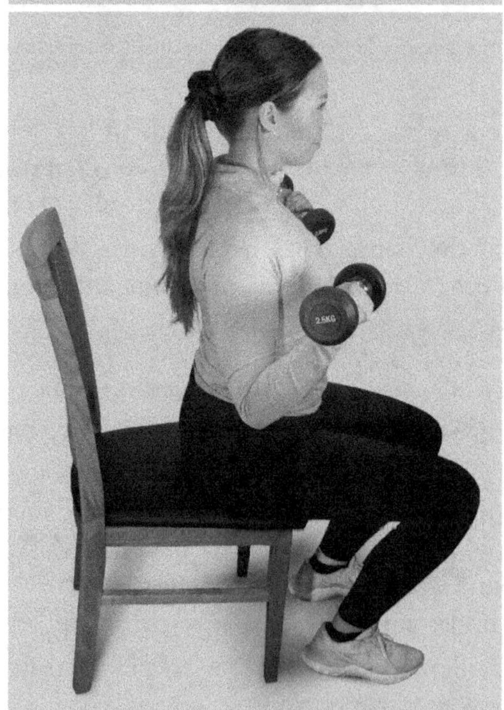

Una mujer realiza un curl de bíceps en posición sentada

Extensión de tríceps

Este ejercicio le ayudará a mejorar la fuerza de los martillos y la potencia de empuje. Le ayudará a cerrar puertas y a quitarse la camisa por encima de la cabeza.

1. Coja una mancuerna o una banda de resistencia. Asegúrese de comenzar con un peso ligero o una alternativa menos pesada si es necesario. Puede sentarse en el centro de la banda de resistencia con longitudes iguales a ambos lados de su cuerpo, o puede hacer un lazo con ella por debajo de la silla. Siéntese con la espalda apoyada en la silla. Mantenga el tronco apretado.

2. Doble los codos a 90 grados y levante las manos por encima de la cabeza. Continúe moviendo la mano de la mancuerna hacia atrás por detrás de la cabeza. Utilice la otra mano para apoyar el brazo con la pesa agarrando el tríceps justo por encima del codo.

3. Exhale y flexione solo el codo; empuje la pesa hacia arriba hasta que el brazo esté completamente extendido por encima de la cabeza.

4. Inhale y baje lentamente la pesa hasta detrás de la cabeza. Asegúrese de doblar solo el codo y de no ejercer demasiada presión sobre la articulación.

5. Realice este ejercicio de 2 a 3 series de 8 a 10 repeticiones. Descanse 1 minuto entre series.

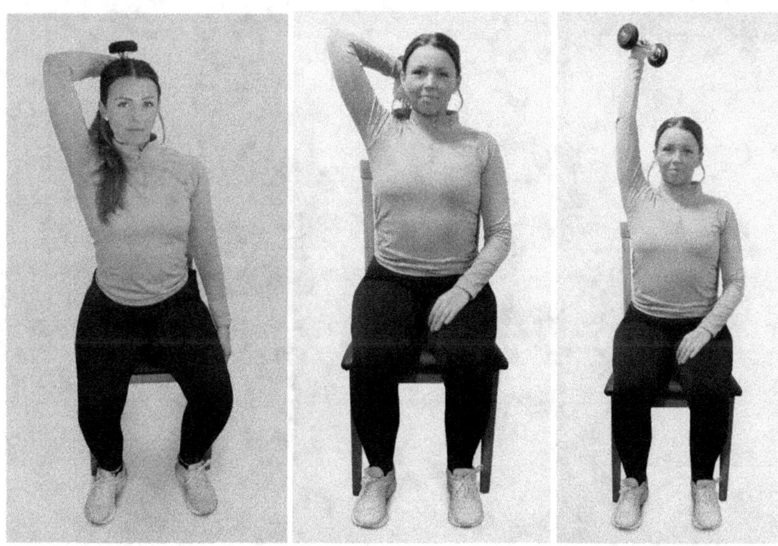

Una mujer realiza una extensión de tríceps con un solo brazo sentada

Curls de muñeca

Este ejercicio le ayudará a aumentar la fuerza de agarre y la potencia de elevación. Trabajará los antebrazos, que generalmente no reciben mucha atención, pero desempeñan un papel esencial en muchos movimientos funcionales.

1. Coja una mancuerna muy ligera (o algo similar, como una botella de agua estándar llena). Siéntese en su silla, pero desplácese hacia delante. Sus rodillas deben formar un ángulo de 90 grados. Mantenga el cuello neutro e intente mantener recta la parte inferior de la espalda.

2. Apoye el antebrazo en el muslo con la palma de la mano mirando al suelo. Coloque la mancuerna de modo que cuelgue de la parte delantera de la rodilla. Esta posición dejará el brazo apoyado y en contacto con el muslo, pero la mano y la pesa colgando libremente. Deje que la muñeca cuelgue hacia la parte delantera de la rodilla. Puede colocar la otra mano en la parte superior del antebrazo para apoyarse.

3. Exhale y mueva solo la muñeca; levante la pesa hasta que la muñeca esté recta.

4. Inhale y vuelva a bajar la pesa.

5. Realice este ejercicio durante 2 series de 8 a 10 repeticiones. Descanse 1 minuto entre series.

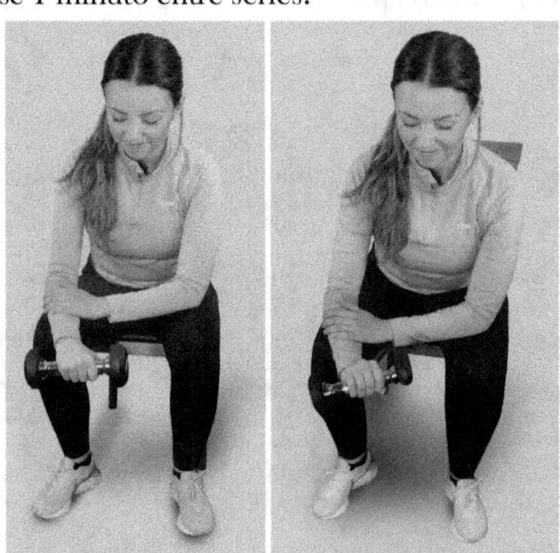

Una mujer demuestra el curl de muñeca en posición sentada utilizando una barra

Capítulo 6: Movimientos de las piernas

Las piernas tienen algunos de los músculos más grandes del cuerpo, y usted las utiliza para desplazarse y alcanzar cosas que están a gran altura. Si mantiene las piernas en forma, estará contribuyendo a garantizar su independencia. Aunque no pase mucho tiempo de pie, asegurarse de tener unas piernas fuertes es crucial, ya que le proporcionan una gran fuerza. No necesita ser un corredor o tener unas piernas superfuertes, pero mantenerlas capaces de funcionar correctamente en las actividades cotidianas es imprescindible.

Ejercitar las piernas sigue siendo importante tanto si pasa gran parte del día viendo la televisión como si utiliza una silla de ruedas. Las piernas son una gran parte de su cuerpo, y si están en mal estado, afectará al resto del cuerpo. Por ejemplo, si tiene problemas de equilibrio pero aun así necesita levantarse varias veces al día para entrar y salir de su silla, debe tener unas piernas fuertes. Un movimiento rutinario como entrar y salir de la cama o coger un vaso del armario de la cocina podría convertirse en un desastre si se cae debido a unas piernas débiles. Por eso, aunque no crea que necesita unas piernas fuertes o no se mueva lo suficiente como para preocuparse por ellas, debe dedicar tiempo a ejercitarlas todas las semanas.

Las piernas son complejas, ya que realizan una gran cantidad de valiosos movimientos diferentes. Le permiten ponerse en cuclillas, ponerse de puntillas para alcanzar zonas más altas, caminar distancias e incluso saltar en el aire. Las piernas también deben soportar su peso cada vez que se pone de pie. Por lo tanto, es esencial someter a sus piernas a movimientos que las empujen a ser capaces de soportar y mover el peso suficiente. Puede que no realice todos los movimientos anteriores, pero debe intentar estar preparado para lo que vaya a hacer a pesar de todo. Aunque sus piernas son capaces de una gran potencia, deben utilizarse de forma constante para mantener la forma física adecuada.

Las piernas también pueden ser una fuente de problemas si no se utilizan nunca. Pasar todo el día en la cama o en el sofá significa que sus piernas no reciben atención, y no obtendrán el flujo sanguíneo ni la actividad que tanto necesitan por permanecer en una misma posición. Puede no estar de pie durante el día, pero reserve un tiempo en el que se obligue a sí mismo y a sus piernas a hacer un poco de trabajo. La inactividad puede causar problemas como rigidez en las articulaciones y problemas nerviosos. Dar a sus piernas un poco de ejercicio puede ayudar a prevenir estos problemas. Incluso si no puede utilizar las piernas para realizar algunos de estos ejercicios, mover las piernas para simular la actividad es beneficioso.

Utilizar las piernas también es vital para su forma física cardiovascular y para ganar peso. Cuando utiliza las piernas, está siendo activo, por lo que ejercita su sistema cardiovascular hasta cierto punto necesario para la salud del corazón. Las personas mayores necesitan especialmente prestar atención a su forma física cardiovascular. Puede ayudarle a tener más energía, a que la sangre fluya correctamente y a proteger su corazón de problemas cardiacos.

Utilizar las piernas también significa que todo su cuerpo está haciendo algo de ejercicio, ya que está caminando o realizando un ejercicio que normalmente requiere que utilice la parte superior de su cuerpo como apoyo mientras somete a sus piernas a movimientos. Por lo tanto, utilizar las piernas suele requerir mucha actividad, lo que quema calorías.

Quemar calorías ejercitando las piernas puede ayudar a mantener los objetivos de peso, y esto solo puede conseguirse mediante la *actividad*, que es lo más importante para que las personas mayores mantengan la calidad de vida y prolonguen su independencia. La actividad ayuda al cuerpo a liberar las hormonas de la "felicidad" llamadas endorfinas. Estas hormonas le hacen sentirse bien, le ayudan a dormir y reducen el estrés. También es importante recordar que cuanta más actividad queme calorías realice durante el día, como ejercitar las piernas, más posibilidades tendrá de dormir bien por la noche.

Realizar ejercicios de piernas es una forma excelente de quemar calorías y, posiblemente, de mantener las piernas lo suficientemente fuertes como para moverle. Una vez que pierda la capacidad de ponerse de pie y caminar, mantenerse sano será más complejo. Asegúrese de incorporar las piernas a su rutina de ejercicios para mantenerse lo más móvil posible y mantener unos objetivos de peso saludables.

Como persona mayor, las articulaciones de sus piernas han sufrido mucho a lo largo del tiempo; ¡ha realizado muchos pasos y flexiones a lo largo de su vida! Por ello, sus articulaciones pueden estar débiles o doloridas. Ejercitar las piernas ayuda a mejorar la movilidad de las articulaciones, y aunque muchos creen que "salvar" esas articulaciones mediante la inactividad puede ayudar, a largo plazo le perjudica. Utilice estos ejercicios de piernas para fortalecer sus articulaciones y tener confianza en sus piernas la próxima vez que se ponga de pie, camine o se ponga en cuclillas.

Todos estos ejercicios pueden no ser aplicables en función de su historial médico y su nivel de forma física, por lo que es mejor consultar a un médico de antemano, como con cualquier rutina de ejercicios, pero especialmente para las piernas. Estos ejercicios utilizarán una silla para evitar los peligros y la tensión articular innecesaria de los ejercicios de piernas; esto proporciona una forma de mover y utilizar las piernas sin riesgo de sobrecargarlas o caerse. Sigue siendo importante que conozca sus límites y modifique los movimientos o interrumpa el ejercicio si es necesario.

Para todos estos ejercicios necesitará una silla robusta y calzado. La silla le servirá de apoyo para poder realizar estos movimientos con seguridad; asegúrese de que puede soportar su peso y de que no se deslizará con facilidad.

Los mejores zapatos para estos ejercicios son los planos. Querrá un par que le proteja los dedos de los pies y se agarre al suelo. Los zapatos planos garantizan que su peso se distribuya uniformemente, para que no se lesione el pie al ejercer demasiada presión sobre una zona. Además, le ayudará a proteger sus rodillas de lesiones por estar desalineadas durante los movimientos. Si no dispone de calzado principalmente plano, puede conformarse con una zapatilla de andar por casa estándar. Tome nota si siente presión en una zona, especialmente en una articulación, después de utilizar un par de zapatos específico.

Un par de ejercicios a continuación requieren un deslizador de fitness y una banda de ejercicios; puede arreglárselas sin ellos, pero considere tenerlos a mano.

Sentadilla de sentado a de pie

Este ejercicio es uno de los más valiosos de este libro. Utiliza los músculos de todo su cuerpo y es altamente funcional. Desarrollará fuerza en el tronco, los glúteos y las piernas y mejorará su capacidad para sentarse y levantarse.

1. Siéntese en una silla robusta y desplácese hacia el borde. Mantenga el pecho erguido y comprometa su núcleo.

2. Mantenga los pies plantados en el suelo con los dedos mirando hacia delante o ligeramente hacia fuera. Extienda los brazos hacia delante para mantener el equilibrio o - para un desafío - crúcelos sobre el pecho. (Si no puede levantarse de esta posición, puede colocar las manos en la silla para apoyarse hasta que coja fuerza).

3. Exhale y, utilizando las piernas, las caderas y los glúteos, levántese de la silla hasta que esté completamente de pie. Apriete los glúteos mientras se levanta. Las rodillas deben ir lentamente hacia fuera, no hacia dentro.

4. Inhale y vuelva a bajar lentamente hasta sentarse de nuevo en el borde del asiento.

5. Realice este movimiento durante 3 series de 10 repeticiones. Descanse 1 minuto entre series. Para un entrenamiento más desafiante, puede sostener una pesa o una botella de agua llena en las manos.

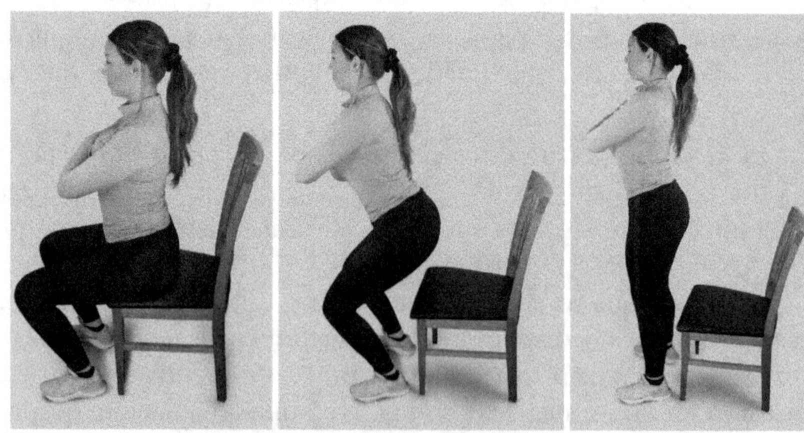

Una mujer mayor realiza una sentadilla de sentado a de pie

Extensión de rodilla

Este ejercicio le ayudará a aumentar la movilidad de la rodilla mejorando la fuerza de los músculos de la parte superior del muslo, ¡importantes para el movimiento!

1. Siéntese en una silla con la espalda apoyada en el respaldo. Mantenga el pecho y la cabeza erguidos y comprometa su núcleo. Apoye los pies en el suelo con las rodillas en un ángulo de 90 grados.

2. Agárrese a los lados de la silla con las manos para mayor apoyo.

3. Exhale y extienda la pierna izquierda hasta que esté recta y paralela al suelo.

4. Inhale y baje lentamente la pierna hasta los 90 grados.

5. Repita con la otra pierna.

6. Realice de 2 a 3 series de 8 a 10 repeticiones. Descanse de 30 segundos a 1 minuto entre series.

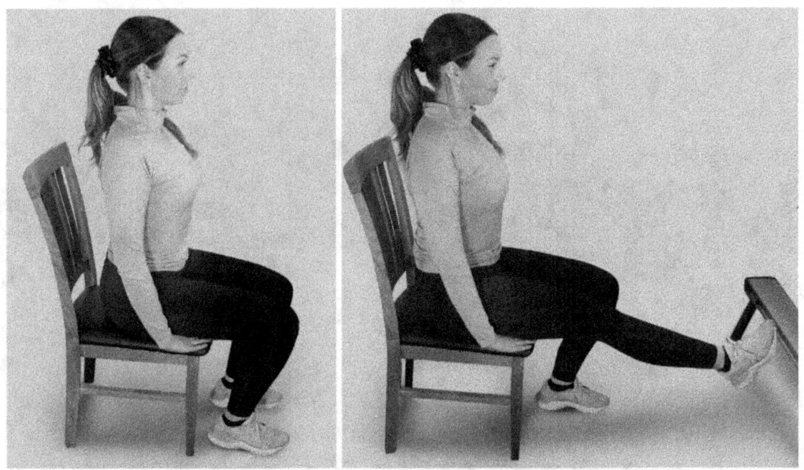

Una mujer demuestra una extensión de rodilla sentada

Deslizamientos de talón

Este ejercicio le ayudará a fortalecer la articulación de la rodilla y a desarrollar fuerza en los isquiotibiales (músculos de la parte posterior del muslo), que se utilizan para la fuerza y el levantamiento.

1. Este ejercicio puede realizarse solo con el talón o con un deslizador (también puede probar con un plato de papel). Siéntese en una silla robusta, pero desplácese hacia el borde, de modo que sus isquiotibiales queden libres del asiento. Mantenga las rodillas

en un ángulo de 90 grados con los pies plantados. Agárrese a los lados de la silla para apoyarse.

2. Coloque el deslizador bajo su pie derecho. Presione hacia abajo con el pie derecho y mueva el deslizador por el suelo pasando por delante de su pie izquierdo plantado. Utilice simplemente el pie plano contra el suelo si no dispone de deslizador o plato de papel.

3. Exhale, presione el deslizador contra el suelo y, contrayendo los isquiotibiales, tire de él hacia el asiento hasta donde su pierna se sienta cómoda.

4. Inhale y vuelva a sacar el deslizador más allá de su pie plantado.

5. Repita este proceso para la pierna izquierda.

6. Realice este ejercicio de 2 a 3 series de 8 a 10 repeticiones.

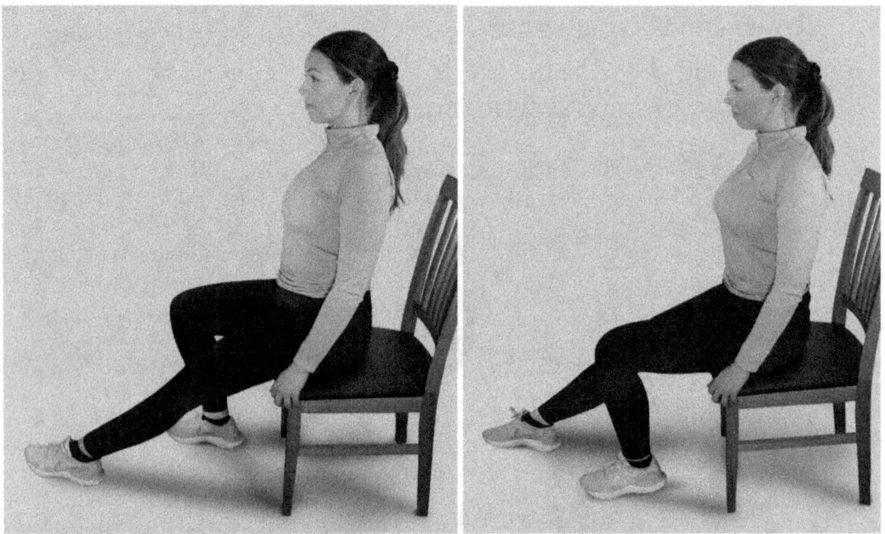

Una mujer realiza deslizamientos de talón sentada con cada pierna

Abducción con banda sentado

Este ejercicio le ayudará con la rotación y movilidad de la cadera. Desarrolla la fuerza en los abductores de la cara interna del muslo y utiliza los músculos de los glúteos (nalgas).

1. Coja una banda de resistencia en bucle. Si no tiene una banda, puede utilizar la fuerza de sus brazos para proporcionar resistencia (o un artículo doméstico como un par de medias viejas), pero se recomienda una banda. Siéntese erguido en el borde de la silla y apoye los pies en el suelo con las piernas separadas a una distancia ligeramente inferior a la anchura de los hombros. Las rodillas

deben estar a 90 grados.

2. Envuelva la banda alrededor de sus muslos justo por encima de la rodilla. La banda debe quedar relativamente tensa alrededor de las rodillas; vuelva a enrollarla si queda demasiado floja. Agárrese a los lados de la silla o a los muslos para apoyarse. Si no tiene una banda, puede colocar las palmas de las manos firmemente contra la parte exterior de los muslos y presionar hacia dentro los muslos para proporcionar algo de resistencia.

3. Exhale y abra lentamente las piernas hasta que la banda esté tensa; haga una breve pausa.

4. Inhale y vuelva a juntar lentamente las piernas.

5. Realice este ejercicio de 2 a 3 series de 8 repeticiones. Descanse 1 minuto entre series.

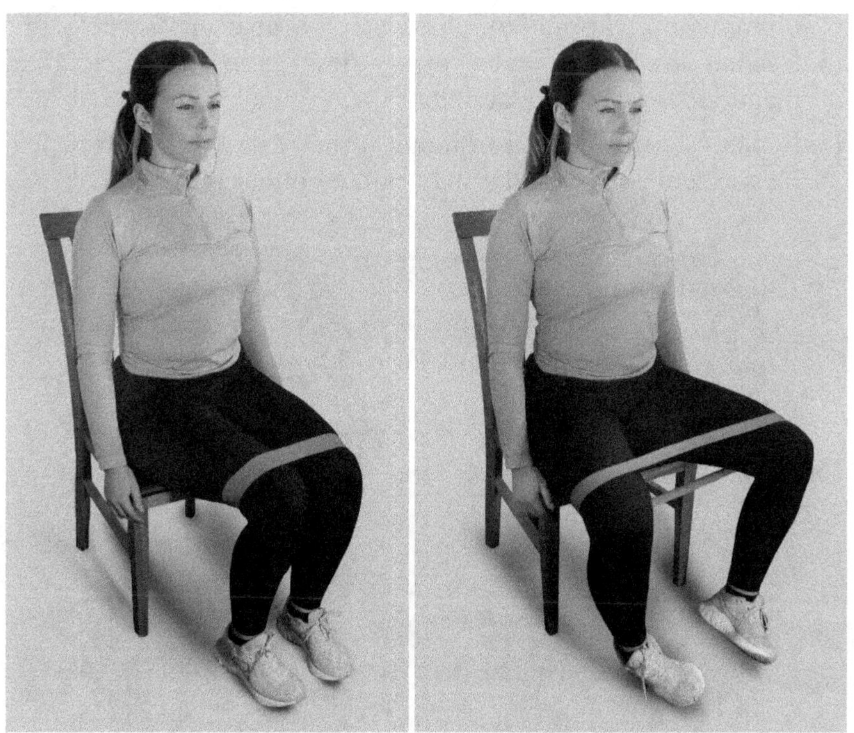

Una mujer realiza abducciones con banda sentada

Elevaciones de pantorrilla

Este ejercicio fortalecerá la parte inferior de las piernas para poder ponerse de puntillas. Este ejercicio también ayudará a mejorar la movilidad del tobillo y del tendón de Aquiles para mejorar el equilibrio y la comodidad.

1. Siéntese en su silla y utilice el respaldo de esta para apoyarse. Mantenga el pecho y la cabeza erguidos. Apoye los pies en el suelo con las rodillas a 90 grados. Agárrese a los lados de la silla para apoyarse.

2. Exhale; empuje a través de los dedos de los pies y el antepié para levantar los talones. Sentirá una contracción en la pantorrilla (en la parte posterior de la parte inferior de la pierna).

3. Inhale y vuelva a bajar los talones hasta el suelo. Para un mayor estiramiento, después de volver a apoyarse en el suelo, intente levantar los dedos de los pies y despegarlos del suelo mientras mantiene los talones plantados.

4. Repita este movimiento durante 3 series de 10 a 12 repeticiones. Descanse de 30 segundos a 1 minuto entre series.

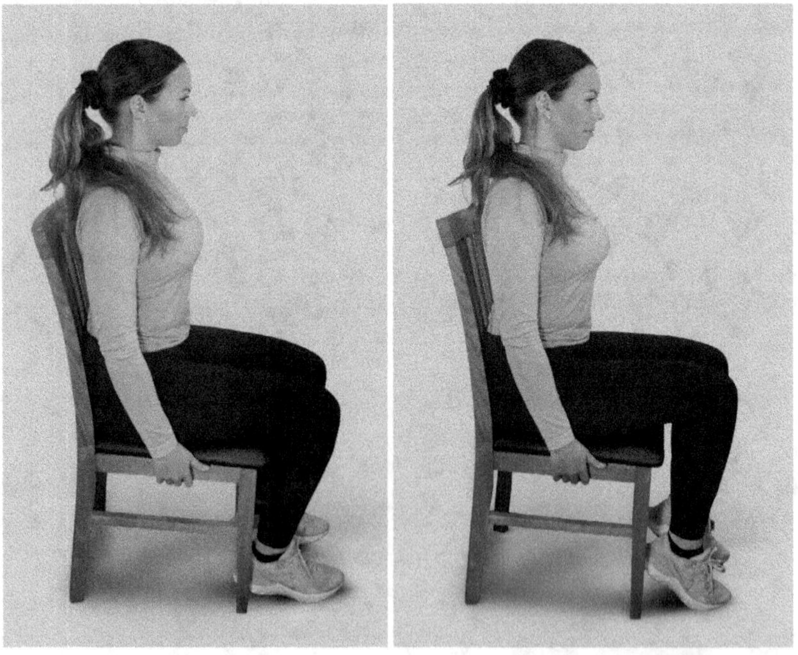

Una mujer realizando elevaciones de pantorrilla sentada

Sentadilla de silla de pie

Este ejercicio es más avanzado, ya que requerirá que se ponga de pie durante el movimiento y utilice el respaldo de la silla como apoyo. Este ejercicio fortalecerá las piernas, el tronco y los glúteos. La sentadilla es un gran movimiento funcional para recoger algo del suelo, levantarse de una silla o agacharse debajo de algo. Asegúrese de sujetar bien la silla para que no se deslice ni vuelque. Para mayor seguridad, coloque la silla contra una pared.

1. Sitúese detrás de la silla y agárrese al respaldo con ambas manos. 2. Retroceda de modo que haya al menos 30 cm entre sus pies y la silla. Mantenga la espalda recta y el cuello neutro.

2. Coloque los pies separados a la anchura de las caderas como preparación para apoyar el cuerpo. Los dedos de los pies deben apuntar ligeramente hacia fuera, no hacia dentro.

3. Inhale, doble las rodillas y empuje las caderas hacia atrás mientras baja. Sus nalgas deben ir hacia el suelo detrás de usted, pero sus rodillas no deben moverse hacia fuera delante de los dedos de los pies. Intente llegar a un ángulo de 90 grados en las rodillas si es posible. Si no puede, baje lo máximo posible hasta que adquiera más flexibilidad.

4. Exhale y presione hacia arriba a través de los pies y las piernas para levantar el cuerpo recto.

5. Repita este movimiento durante 3 series de 6 a 8 repeticiones. Descanse 60 segundos entre series.

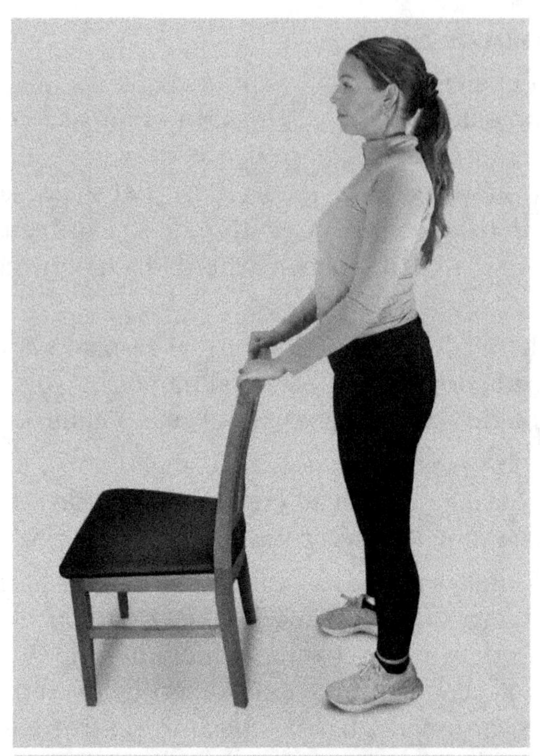

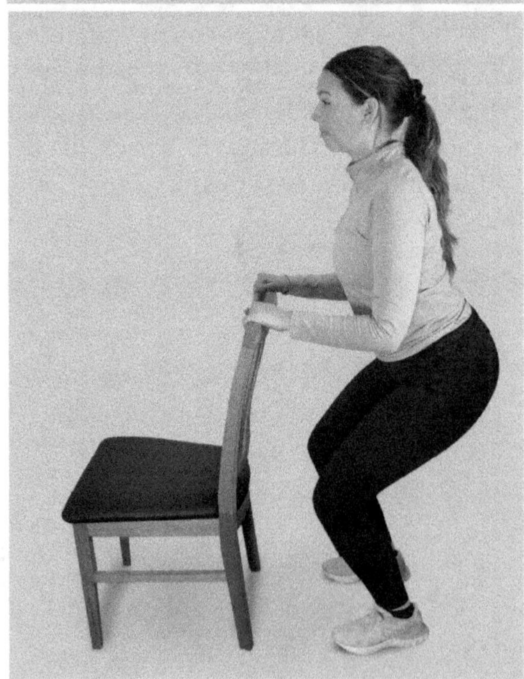

Una mujer en cuclillas mientras se ayuda de una silla

Capítulo 7: Mejorar la movilidad de la muñeca y la mano

El ejercicio no consiste solo en quemar calorías o mover pesos; es simplemente una actividad beneficiosa, y la actividad es *imprescindible* para las personas mayores. Ayuda a combatir los efectos del envejecimiento que, si no se controlan, pueden reducir la calidad de vida.

Hasta ahora, hemos cubierto algunos ejercicios que implican peso y resistencia para desarrollar fuerza y mantener la densidad ósea. También hemos repasado los estiramientos y el yoga que pueden ayudar a que el ejercicio sea más fácil y beneficioso a la vez que mejoran las capacidades funcionales, incluida la movilidad.

Estos ejercicios son muy beneficiosos, pero muchos requieren el uso de las manos. Sus manos desempeñan un papel muy importante en sus actividades diarias, ya que no puede servirse fácilmente una bebida o cambiar de canal en la televisión sin utilizarlas adecuadamente. Al igual que el resto del cuerpo, sus manos y muñecas se ven afectadas a medida que envejece. Incluso funciones tan sencillas como éstas pueden resultar más difíciles.

Las manos son la zona de la parte superior del cuerpo que experimenta una reducción más significativa de sus funciones debido a la edad. Esto es preocupante, ya que es probable que pierda independencia sin el uso adecuado de sus manos. Además, si ha llegado hasta aquí en este libro y quiere mejorar su salud y forma física en general, necesitará sus manos. Sólo porque la edad diga que verá una reducción de la función no significa que tenga que dejar que ocurra. Puede hacer ejercicios para prolongar el uso adecuado de sus manos y ayudar a combatir los efectos del envejecimiento.

Las manos contienen músculos, tendones y huesos como el resto del cuerpo. A medida que el cuerpo envejece, las fibras musculares disminuyen de tamaño y los músculos reducen su longitud. Estos efectos hacen que sea más difícil mover un músculo, ya que tienen una menor amplitud de movimiento.

Los tendones son el tejido conjuntivo que conecta los músculos a los huesos, y se utilizan para ejercer fuerza y tirar de los músculos hacia donde tienen que ir cuando usted lo desea. Los tendones que envejecen no se adaptan ni funcionan tan bien como antes, lo que provoca una reducción de la amplitud de movimiento al moverse e intentar utilizar los músculos.

Hay bastantes huesos en las manos que deben trabajar todos juntos para que funcionen como usted quiere. A medida que envejece, la densidad o el grosor de los huesos se deteriora con el tiempo. Si tiene mala suerte, esto puede provocar debilidad o fracturas en los huesos incluso al intentar las actividades más mundanas.

Usted también utiliza una conexión entre su mente y su mano sin ni siquiera darse cuenta. Se ha entrenado a lo largo del tiempo y funciona sin ningún esfuerzo. Por desgracia, esta conexión empieza a debilitarse a partir de cierta edad. Esto se debe a una reducción de los nervios y las neuronas. Por lo tanto, es posible que sus dedos no se muevan tan suavemente como antes, o que tenga problemas para realizar tareas que requieran una mano detallada.

También se produce una reducción del proceso sensorial debido a esta reducción y a los cambios en el cerebro. Por lo tanto, cuando su mano percibe algo, el mensaje no llega al cerebro tan rápidamente como antes. Las personas mayores suelen encontrar una nueva falta de coordinación que no habían experimentado antes; la ralentización de la conexión y la reducción de la coordinación pueden provocar lesiones y frustración.

Afortunadamente, si actúa, podrá abordar estos cambios antes de que se vuelvan abrumadores. Al igual que otras partes del cuerpo, las manos pueden y deben ejercitarse como adulto mayor. Es necesario estirar las manos y utilizarlas para realizar movimientos estándar con regularidad. Esta práctica ayudará a mantener los músculos, huesos y tendones durante más tiempo y a mantener fresca la conexión mente-mano. El objetivo no es tener unas manos superfuertes, sino mantenerlas funcionando como hasta ahora durante el mayor tiempo posible. El ejercicio regular garantiza que, cuando abra ese recipiente, éste no se le caiga junto con su contenido por todo el suelo.

Estos ejercicios también pueden ayudar a reducir el dolor de manos, dedos y muñecas. Las personas mayores probablemente experimentarán dolor en las articulaciones de las manos. Esto se debe a los cambios naturales que se producen a medida que envejece, incluida la presencia cada vez mayor de artritis.

La artritis (dolor en las articulaciones) es muy común en las manos y los dedos. Los síntomas incluyen hinchazón, dolor, limitación de la amplitud de movimiento e incluso deformidades. La artritis se produce de forma natural con el paso del tiempo debido a la genética, el uso frecuente y los movimientos repetitivos, pero también empeora con la inactividad.

Sí, al igual que el resto del cuerpo, las personas mayores necesitan estimular y estirar las manos para mantenerlas en funcionamiento. Esto es fácil, ya que las manos son relativamente pequeñas, no requieren movimientos de todo el cuerpo como estar de pie, y no le costará mucho esfuerzo ejercitarlas. Un pequeño esfuerzo utilizando estos ejercicios de forma constante puede ayudar a reducir el dolor de manos y mejorar su calidad de vida.

Los siguientes ejercicios le ayudarán a mejorar la fuerza de agarre, la movilidad de los dedos y la muñeca, y la densidad ósea de las manos. Combinarán movimientos y estiramientos que son funcionales a la vez que terapéuticos. Realice estos ejercicios 1 o 2 veces por semana, pero tenga cuidado si le provocan algún dolor adicional. Aunque estos ejercicios requerirán cierto tiempo y esfuerzo para realizarlos, no deberían ser dolorosos ni requerir mucho tiempo de recuperación.

Para realizar estos ejercicios, no necesitará ningún equipo real aparte de su silla. Dado que la mano es una parte pequeña y más delicada del cuerpo, los ejercicios deben ser más específicos del movimiento que movimientos más significativos y potentes. Mientras utiliza el bíceps para curvar el peso de abajo a arriba, los dedos requieren destreza y flexibilidad.

Ejercicios para las manos

Cerrar el puño suavemente

Este ejercicio le ayudará con la fuerza de apriete de la mano y aumentará la amplitud de movimiento de los nudillos.

1. Siéntese en su silla con la cabeza erguida y mantenga la columna recta.

2. Mantenga la mano derecha frente a usted como si fuera a estrechar la mano de alguien. Mantenga la muñeca recta y los dedos estirados.

3. Cierre la mano en un puño sin presionar los dedos contra las palmas. Haga una breve pausa una vez cerrada.

4. Vuelva a abrir lentamente las manos hasta la posición inicial.

5. Repita con la otra mano.

6. Realice este movimiento de 6 a 8 veces con cada mano.

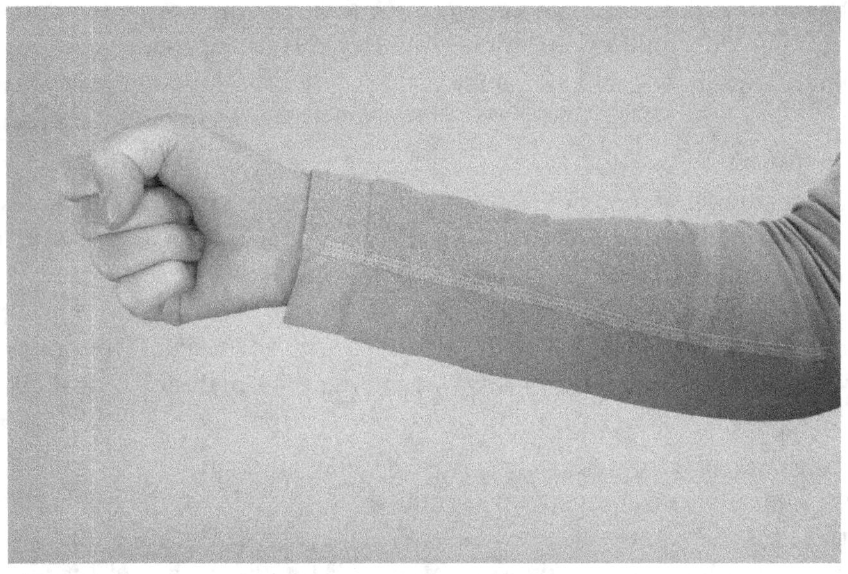

Una mano cerrando suavemente el puño

Apretar

Este ejercicio le ayudará a reducir el dolor en las articulaciones y a mejorar la fuerza de agarre.

1. Siéntese en su silla con la espalda apoyada en el respaldo. Mantenga la cabeza erguida.

2. Levante las manos y extiéndalas hacia los lados aproximadamente a la altura de los hombros doblando el codo. Las palmas miran hacia delante. Separe bien los dedos.

3. Exhale y apriete la mano en un puño. No apriete las palmas, sino apriete todo el espacio abierto del puño.

4. Inhale y vuelva a abrir las manos al máximo.

5. Repita este movimiento durante dos series de 6 a 8 repeticiones. Descanse 30 segundos entre series.

Flexión del pulgar

Este ejercicio le ayudará a mantener el pulgar flexible y a fomentar un mejor control del pulgar.

1. Siéntese en su silla con la espalda apoyada. Mantenga el cuello neutro.

2. Extienda la mano izquierda como si fuera a estrechar la mano de alguien.

3. Estire el pulgar hacia abajo, hacia la parte inferior del dedo meñique, donde conecta con la palma de la mano. Intente no mover el resto de los dedos.

4. Mantenga el estiramiento tanto como le resulte cómodo durante 5 segundos.

5. Repita con la otra mano.

6. Realice este movimiento 8 veces en cada mano.

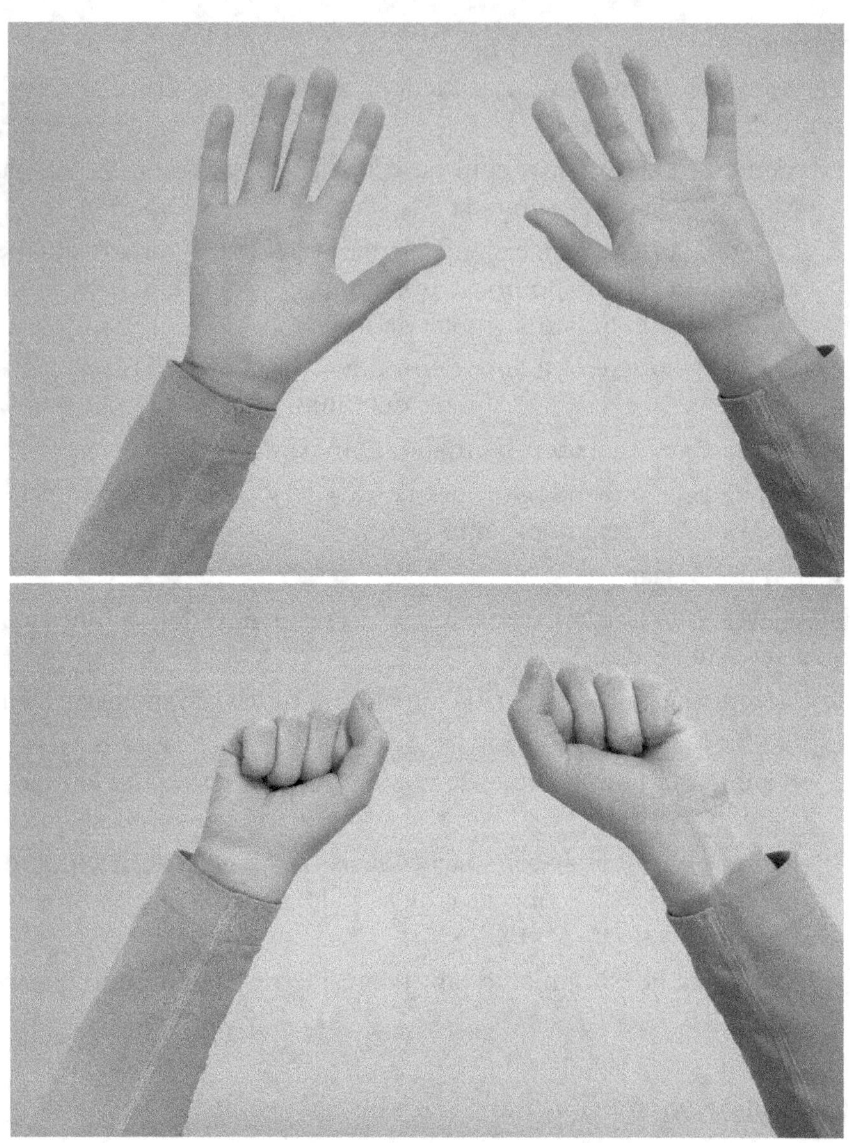

Manos realizando apretones

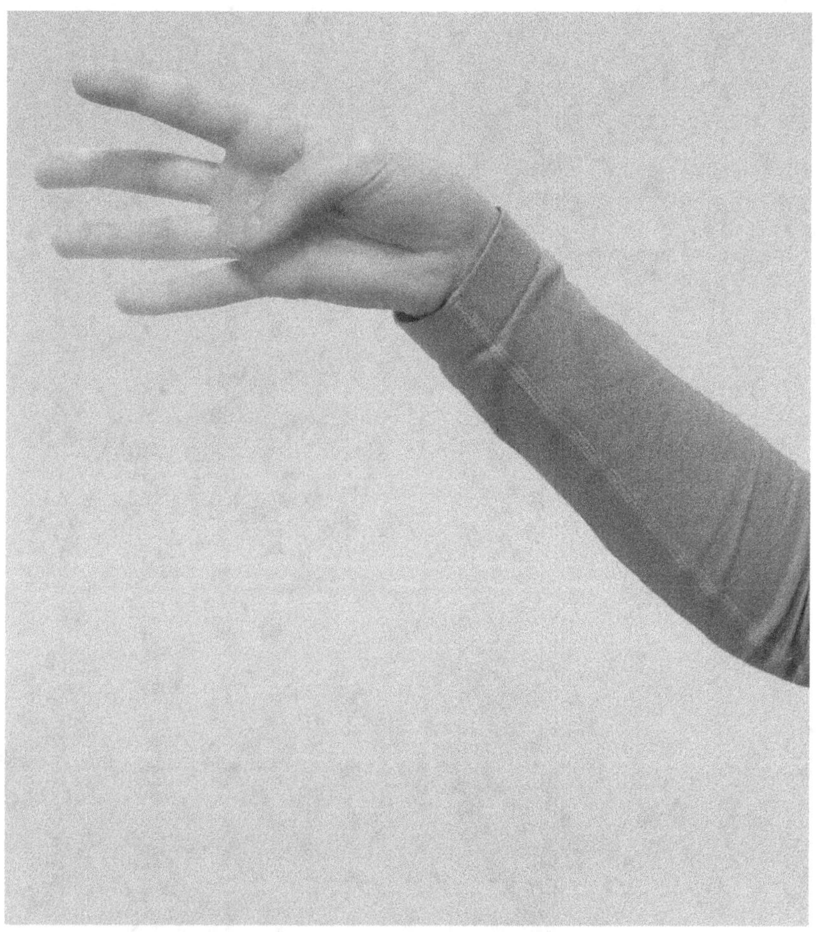

Una mano realizando la flexión del pulgar

Oposición de dedos

Este ejercicio está diseñado para mantener los dedos fuertes. Mejorará la movilidad y la precisión de los dedos a medida que practique el toque y el movimiento controlados de los dedos individuales.

1. Siéntese en su silla con la espalda apoyada en el respaldo. Mantenga el cuello neutro.

2. Extienda las manos hacia delante o hacia arriba junto a los hombros.

3. Toque con el pulgar cada uno de los dedos, desde el meñique hasta el índice. Haga una breve pausa mientras se toca antes de volver a abrir lentamente la mano por completo.

4. Realice esta secuencia de 3 a 5 veces.

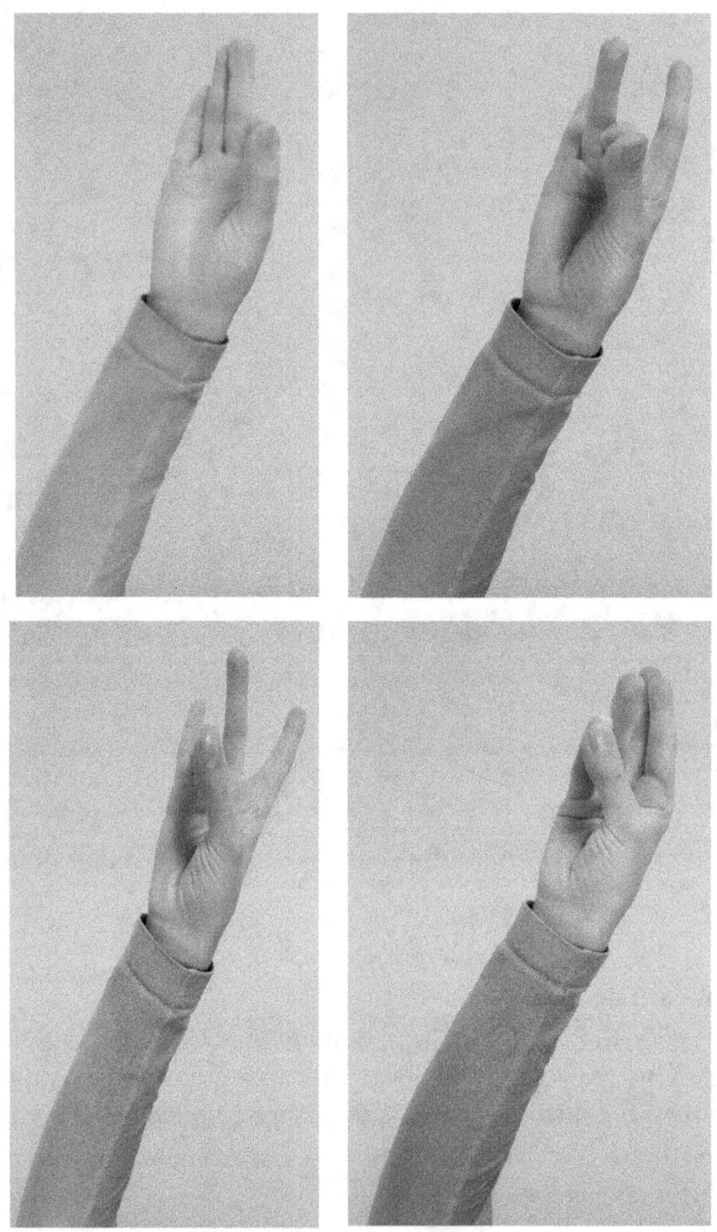

Diagrama de oposición de los dedos

Hacer una "C"

Este movimiento utilizará los dedos para hacer una forma. Practicar este movimiento puede ayudar a mejorar la movilidad de los dedos y puede relajar las articulaciones rígidas de la mano.

1. Siéntese en su silla con la espalda apoyada en ella. Mantenga la cabeza erguida.

2. Mantenga la mano derecha con la palma hacia delante y los dedos apuntando hacia el cielo.

3. Tire de los dedos hacia abajo y del pulgar hacia arriba y alrededor para crear una "C" con la mano. Debería ver la "C" desde el lado de su mano.

4. Vuelva lentamente el dedo a la posición inicial abierta.

5. Repita con la mano izquierda.

6. Realice este movimiento de 6 a 8 veces.

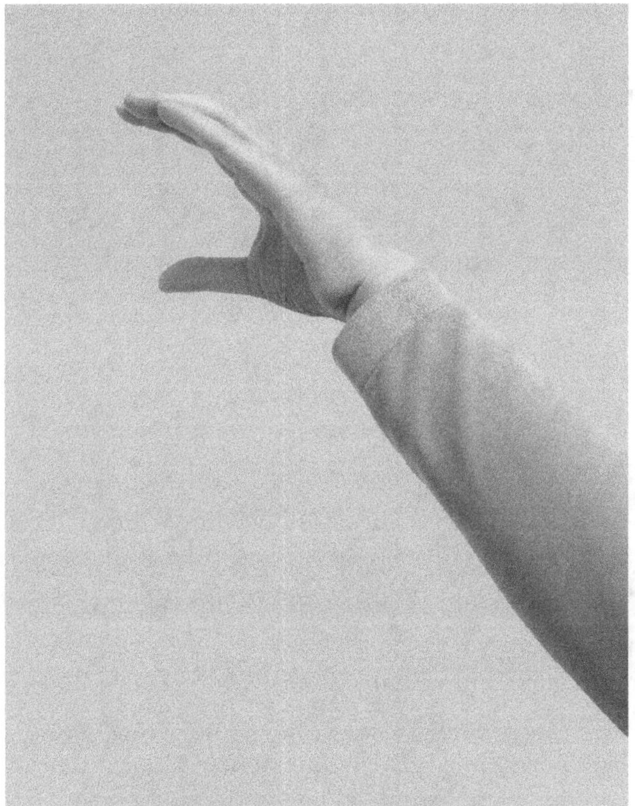

Haciendo una "C" para la movilidad de la mano

Apretar la mano

Este ejercicio ayudará a mejorar la fuerza de los dedos y a relajar los nudillos, y podría ayudar a reducir el dolor articular en los dedos.

1. Siéntese en una silla con la espalda apoyada en ella. Mantenga la cabeza erguida.

2. Haga marionetas o "patitos" con las manos. Mantenga las manos frente a usted a la altura del pecho aproximadamente.

3. Coloque la marioneta izquierda sobre la derecha como si la estuviera consumiendo. La mano izquierda estará cubriendo la derecha.

4. Utilice la mano izquierda para mantener cerrada la derecha. Exhale e intente abrir la mano derecha mientras la mantiene cerrada con la izquierda. Haga esto durante unos segundos.

5. Suelte lentamente la tensión de la mano izquierda y deje que se abra la derecha. Vuelva a colocar las manos en la posición inicial.

6. Cambie de mano.

7. Repita 3 veces para cada mano.

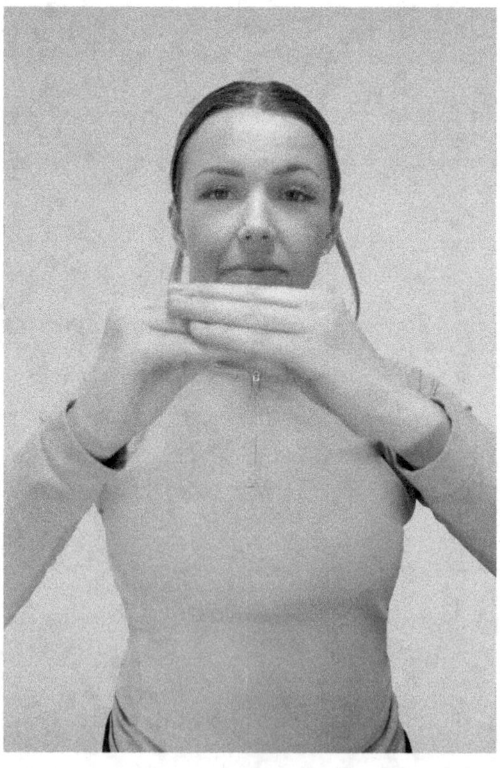

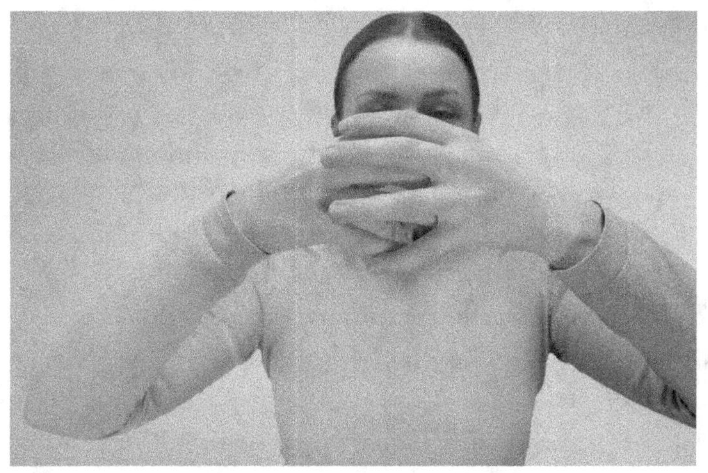

Una mujer realiza apretones de manos

Elevación de dedos

Este ejercicio aumentará la flexibilidad de sus dedos y mejorará la conexión mente-músculo.

1. Siéntese en su silla con la espalda recta. Siéntese con una mesa delante o utilice la parte superior del muslo y coloque las manos con las palmas hacia abajo sobre la mesa.

2. Levante solo el dedo meñique de la mesa y manténgalo así durante 3 segundos.

3. Vuelva a colocar el dedo en la mesa.

4. Repita con cada uno de sus otros dedos.

5. Cambie de mano y repita el proceso.

6. Realice este ejercicio 3 veces para cada mano.

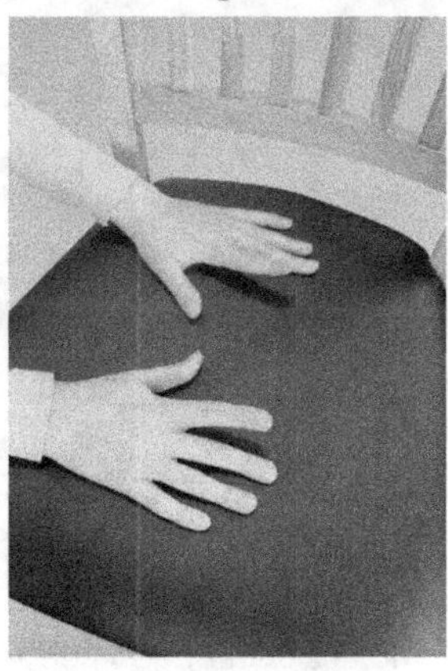

Demostración del levantamiento de dedos con los dedos índices

Apretar los dedos

Este ejercicio le ayudará con la destreza de los dedos y la conexión entre su cerebro y sus dedos al utilizarlos para aplicar presión.

1. Siéntese en una silla. Mantenga la columna recta y la cabeza erguida. Extienda las manos delante de usted.

2. Entrelace los dedos de forma que los dedos de una mano queden completamente entrelazados con los de la otra.

3. Exhale. Apriete los dedos durante 10 segundos.

4. Inhale y suelte los dedos para que vuelvan a estar entrelazados pero relajados.

5. Realice 5 series de este ejercicio. Descanse 30 segundos entre cada serie.

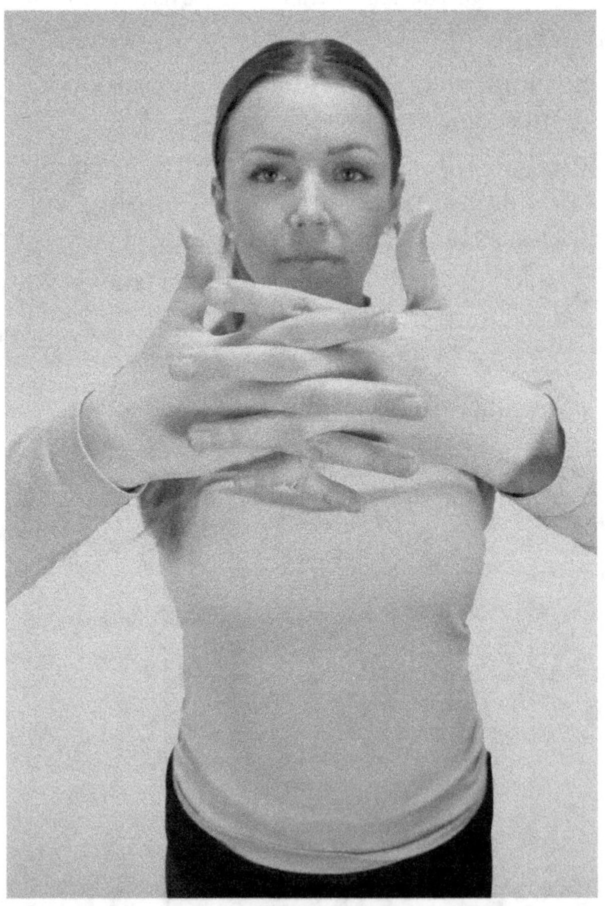

Una mujer haciendo una demostración de apretar con los dedos

Tirón de resistencia con los dedos

Este ejercicio le ayudará a desarrollar fuerza de tracción y agarre en las manos y los dedos.

1. Siéntese en su silla y mantenga la espalda recta contra el respaldo. Mantenga el cuello neutro y el pecho erguido.

2. Mantenga los brazos extendidos delante de usted a la altura del pecho aproximadamente. Gire la mano derecha de forma que el pulgar apunte al suelo y la palma quede hacia delante. Mantenga la mano izquierda de modo que el pulgar apunte al techo y la palma esté mirando hacia usted.

3. Entrelace los dedos, de forma que sus manos queden enganchadas la una en la otra. Sus codos deben apuntar hacia los lados y sus antebrazos formarán una línea recta delante de su cuerpo.

4. Intente separar las manos, pero utilice la otra para mantenerlas en su sitio. Mantenga esta posición durante 15 segundos.

5. Cambie de posición con las manos y repita.

6. Realice este movimiento durante dos series aguantando 15 segundos cada vez.

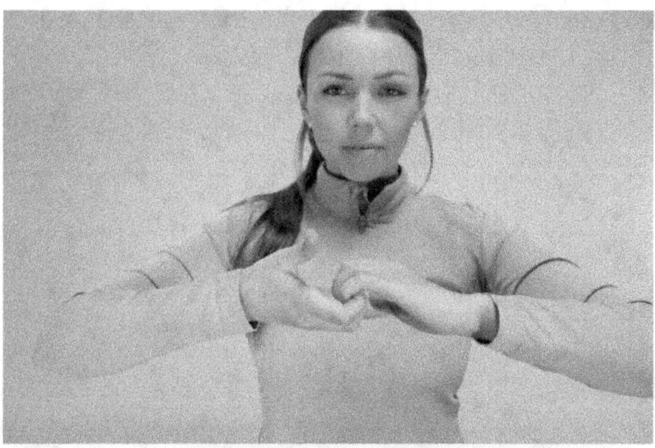

Una mujer realiza tirones de resistencia con los dedos

Ejercicios de muñeca

Estos ejercicios se centrarán más en mejorar la fuerza y la flexibilidad de la muñeca. Pueden realizarse con ejercicios de dedos y manos para aliviar la tirantez o para calentar antes de otros ejercicios. Ayudarán a relajar la muñeca para evitar una debilidad repentina en otras actividades posteriores.

Estiramiento de la plegaria

Este ejercicio le ayudará a mejorar la movilidad de los dedos y la muñeca, ya que estira ambos.

1. Siéntese en su silla con la espalda apoyada en el respaldo. Mantenga el cuello neutro y el pecho erguido. Mantenga las manos frente a usted a la altura del pecho aproximadamente.

2. Doble los codos y junte las manos en posición de oración. Sus palmas deben estar planas una contra otra y sus dedos apuntando hacia el techo.

3. Presione hacia la izquierda con los dedos de la mano derecha. Sólo debe mover los dedos. Utilice los dedos de la otra mano para oponer cierta resistencia a su presión, pero mantenga los dedos juntos. Ahora todos sus dedos deben apuntar ligeramente hacia la izquierda y hacia el techo.

4. Relaje los dedos y vuelva a la posición neutral.

5. Presione hacia la derecha con los dedos de la mano izquierda hasta que sus dedos estén todos apuntando hacia arriba y hacia la derecha. Vuelva a la posición neutral.

6. Realice este ejercicio durante 2 series de 10 presiones en cada dirección. Descanse 30 segundos entre series.

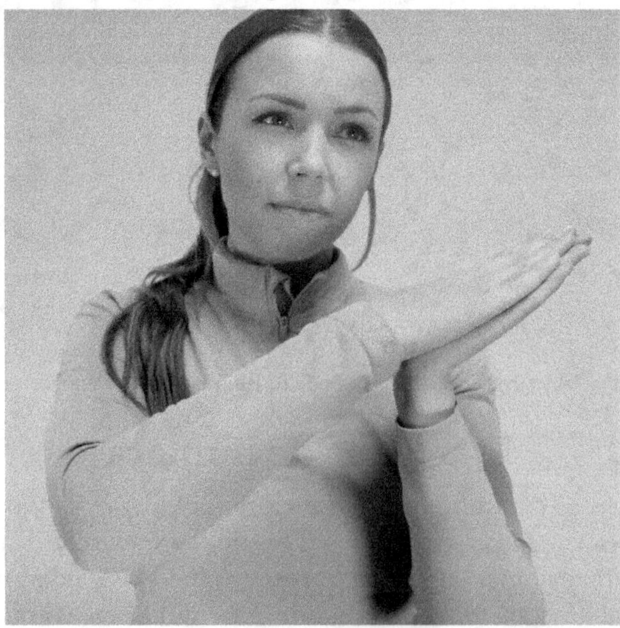

Estiramiento de la plegaria

Círculos con la muñeca

Este movimiento le ayudará a relajar las articulaciones tensas de la muñeca y a mejorar su flexibilidad.

1. Siéntese en una silla utilizando el respaldo para mantener la espalda recta. Mantenga el cuello neutro.

2. Mantenga las manos a la altura del pecho frente a usted. Las palmas deben estar hacia abajo.

3. Moviendo solo las muñecas, gírelas lentamente en círculo hacia el exterior. Continúe así durante 12 segundos.

4. Cambie de dirección y gire las muñecas durante 12 segundos.

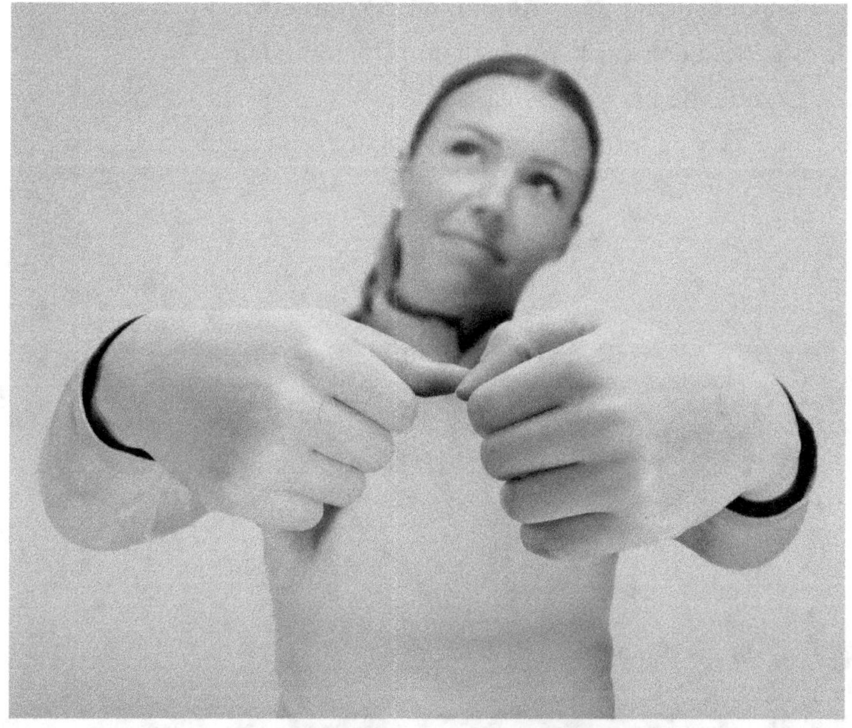

Una mujer realiza círculos con las muñecas

Flexión de muñeca

Este ejercicio le ayudará a estirar la articulación de la muñeca y fomentará movimientos suaves de la muñeca hacia abajo.

1. Siéntese en su silla utilizando el respaldo para mantener la columna recta. Mantenga la cabeza alta y el pecho erguido.

2. Extienda el brazo izquierdo recto hacia delante con la palma de la mano mirando al suelo.

3. Doblando solo la muñeca, mueva la mano hacia abajo de modo que las puntas de los dedos apunten hacia el suelo. Debería sentir un ligero estiramiento en la parte superior de la muñeca. Mantenga esta posición durante 5 segundos.

4. Vuelva a colocar la muñeca en posición recta.

5. Cambie de brazo y repita.

6. Realice este movimiento 3 veces para cada muñeca.

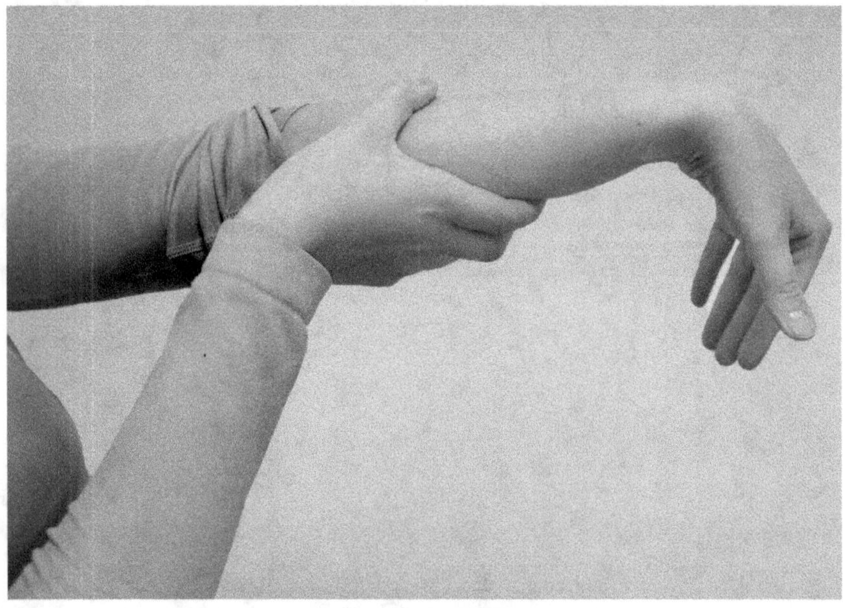

Ejercicio de flexión de muñeca

Extensión de muñeca

Este estiramiento continuará relajando la articulación de la muñeca y mejorando la movilidad para el movimiento ascendente de la muñeca.

1. Siéntese en su silla utilizando el respaldo para mantener la columna recta. Mantenga la cabeza erguida y el pecho levantado.

2. Extienda el brazo derecho hacia delante con la palma de la mano mirando al suelo.

3. Tire de la mano hacia arriba utilizando solo la muñeca de forma que las puntas de los dedos miren hacia el techo. Mantenga esta posición durante 5 segundos.

4. Vuelva la muñeca a la posición neutral.

5. Repita la operación con el brazo izquierdo.

6. Realice este estiramiento 3 veces para cada muñeca.

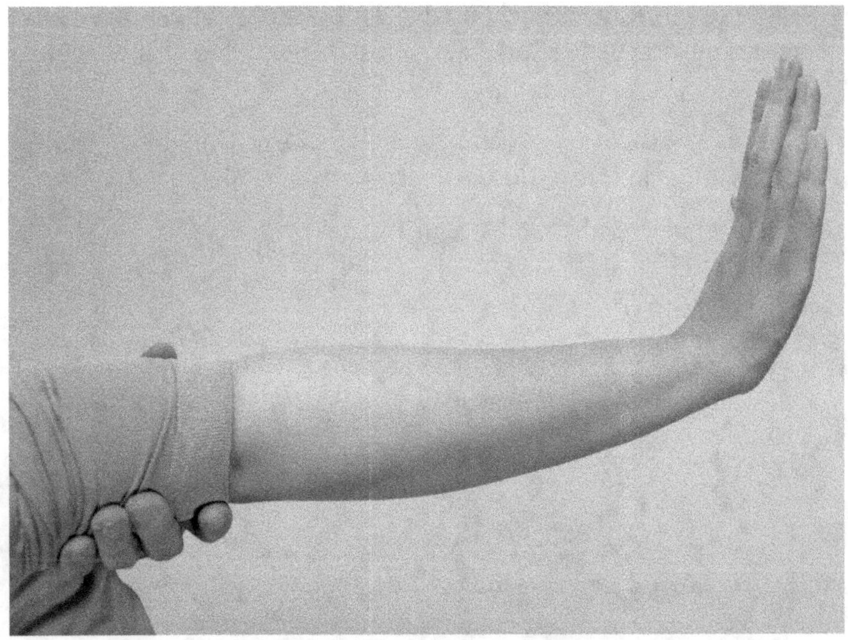

Una muñeca en extensión completa

Estiramientos radial y cubital de la muñeca

Este movimiento le ayudará a mejorar la movilidad de la muñeca al relajar la articulación de la muñeca.

1. Siéntese en su silla con la espalda recta. Mantenga el cuello neutro y el pecho erguido.

2. Mantenga el brazo izquierdo estirado delante de usted como si estuviera estrechando la mano de alguien.

3. Cierre el puño. Utilice el otro brazo para apoyar el brazo izquierdo sujetándolo por debajo del codo.

4. Mueva el puño hacia abajo, moviendo solo la muñeca. Debería sentir un estiramiento en la parte superior de la muñeca, que está orientada hacia el techo.

5. Vuelva a la posición neutral.

6. Levante la muñeca hacia arriba. Debe sentir un estiramiento en la parte inferior de la muñeca, que está orientada hacia el suelo.

7. Vuelva a la posición neutral.

8. Cambie de brazo y repita. Realice este movimiento 5 veces para cada muñeca, estirando hacia arriba y hacia abajo cada vez.

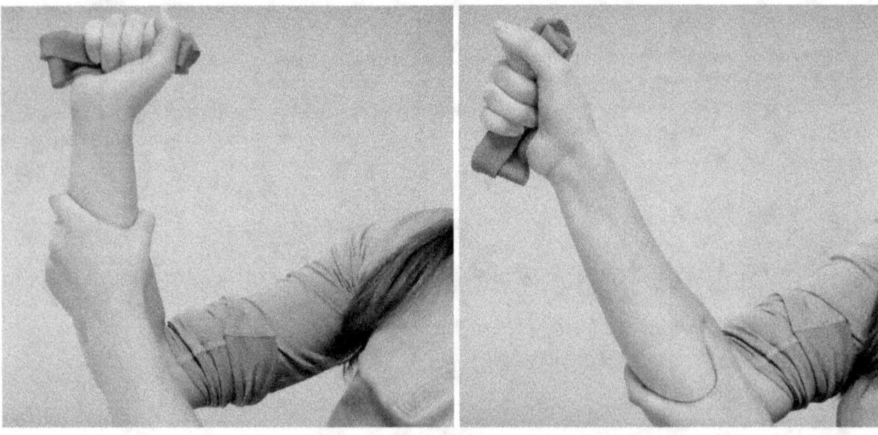

Una mujer demuestra los estiramientos radial y cubital mientras sostiene un rotulador

Capítulo 8: Movimientos de pecho y espalda

El pecho y la espalda trabajan uno frente al otro para empujar y tirar. Ambos son necesarios para realizar muchos movimientos cotidianos que usted ejecuta sin pensar. Son fuentes importantes de potencia y suelen ser la fuerza motriz de muchos movimientos de los brazos. Dado que estos músculos son mucho más grandes que los de los brazos, requieren más trabajo y podrían considerarse aún más críticos.

La espalda especialmente es un área de preocupación para muchas personas mayores. La espalda sufre mucha tensión al levantar peso, agacharse y adoptar malas posturas, y este desgaste se acumula con el tiempo hasta crear desequilibrios, debilidad y dolor. Usted utiliza la espalda para mantenerse erguido y para realizar los principales movimientos de tracción y elevación. Los problemas de espalda pueden conducir a la inmovilidad, ya que el dolor puede llegar a ser demasiado intenso o filtrarse causando restricciones en la cadera y al caminar. Las personas mayores necesitan abordar estos problemas de espalda cada vez mayores y reducir el dolor que puede afectar a su calidad de vida.

La inactividad también puede causar problemas de espalda. Los músculos de la espalda son importantes y necesitan mantenerse flexibles y fuertes. Si pasa la mayor parte del tiempo acostado o sentado, su espalda no está recibiendo la actividad que necesita. Se agarrotará y las vértebras de la columna se comprimirán con el tiempo. Esta compresión puede provocar intensos dolores nerviosos y reducir la capacidad de movimiento.

Estar sentado todo el día también puede provocar una mala postura de la espalda y el cuello, lo que puede causar tensión en los músculos de la espalda y debilidades que pueden dificultar una postura correcta. Es crucial mantener la espalda recta y no redondeada al sentarse. También es necesario estirar de vez en cuando la espalda mediante el yoga, estiramientos dirigidos o incluso simplemente dando un paseo si es posible. Mantener la espalda fuerte es crucial para que las personas mayores conserven su independencia.

Los que utilizan silla de ruedas o pasan mucho tiempo sentados quieren mantener la espalda fuerte. Una espalda fuerte puede ayudar a compensar la incapacidad de estar de pie o de utilizar las piernas para moverse y levantar peso. Los ejercicios de este capítulo pueden ayudar a mantener la espalda sana y funcionando correctamente. La espalda es extremadamente poderosa. Por ejemplo, los músculos de la espalda levantan a un deportista hacia arriba y hacia abajo cuando realiza dominadas. Los que tienen una espalda fuerte, de hecho, podrían incluso realizar dominadas o trepar por una cuerda sin utilizar la mitad inferior de su cuerpo.

El pecho está en el lado opuesto de la espalda y es igualmente esencial. Se utiliza para empujar, cerrar y apretar, y usted lo utiliza regularmente más de lo que cree. Para ayudar a equilibrar el cuerpo, es esencial mantener el pecho fuerte, y aunque puede que no sienta la necesidad de un pecho musculoso, le ayuda con otros movimientos. No querrá tener problemas para cerrar una puerta o ser incapaz de levantarse del suelo. El pecho también proporciona una fuente de energía accesoria para muchos levantamientos, como coger una caja.

La postura y la movilidad también son importantes cuando se trata del pecho. Mantener la cabeza erguida, los hombros hacia atrás y el pecho levantado puede ayudar a conservar una postura adecuada. Esta posición requerirá cierta fuerza y control muscular, que probablemente habrá que recuperar para las personas mayores. El pecho puede parecer una parte de la parte frontal del cuerpo que no se utiliza, pero conecta con la parte superior del cuerpo y las costillas, lo que influye en el movimiento.

El pecho conecta con los brazos, por lo que los movimientos de la parte superior del cuerpo se verán afectados por la fuerza y la flexibilidad del pecho. Esta conexión también puede resultar en un pecho débil, causando problemas de postura que incluso podrían resultar en dolor. Un pecho sano ayuda a asegurar el hombro, lo que es vital para prevenir lesiones de hombro. La salud del hombro debería ser una preocupación importante para las personas mayores, ya que el hombro se utiliza con frecuencia y es muy sensible. Cuando quiera acercar algo a su cuerpo, comprobará que los músculos del pecho se estiran e incluso se comprometen al alcanzarlo.

Los siguientes ejercicios para el pecho le ayudarán a mantener los músculos pectorales fuertes y flexibles. Serán muy valiosos para la movilidad de la parte superior del cuerpo y las tareas diarias. Estos ejercicios pueden hacerse solos para un día centrado en el pecho o en combinación con los ejercicios de espalda, ya que se equilibran mutuamente. Los ejercicios de pecho y espalda utilizan músculos opuestos, por lo que ambos estarán frescos para sus movimientos específicos el mismo día.

Para estos ejercicios, necesitará algunas piezas de equipamiento. El pecho y la espalda requieren ángulos más complejos y una resistencia más pesada que otras partes del cuerpo. Dependiendo de su nivel de forma física, necesitará una banda de resistencia con o sin asas y posiblemente un par de mancuernas. A continuación se describirán los ejercicios básicos en silla sentada. Algunos ejercicios más avanzados pero muy beneficiosos pueden requerir el uso de una silla como apoyo o tumbarse en el suelo.

Ejercicios de espalda

Remo con banda

Este ejercicio le ayudará a desarrollar los músculos de la espalda; la realización de este movimiento aumentará la fuerza de tracción.

1. Coja una banda de resistencia y siéntese en una silla resistente. Desplácese con seguridad hasta el borde delantero de la silla. Mantenga la espalda recta y el pecho erguido.

2. Extienda las piernas hacia delante con los talones clavados en el suelo. Los dedos de los pies deben apuntar hacia el techo.

3. Enrolle la banda de resistencia alrededor del centro de los pies y sujete los extremos con las manos.

4. Extienda los brazos hacia delante, a ambos lados de los muslos, y los brazos deben quedar paralelos a las piernas.

5. Exhale y tire de la banda de resistencia hacia su cuerpo doblando los codos. Diríjase con los codos y tire de ellos ligeramente por detrás de la espalda. Mantenga la espalda recta. Haga una breve pausa.

6. Inhale y libere lentamente la tensión de las bandas hasta que sus brazos vuelvan a estar completamente extendidos.

7. Repita este ejercicio durante 3 series de 10 repeticiones. Descanse 60 segundos entre series.

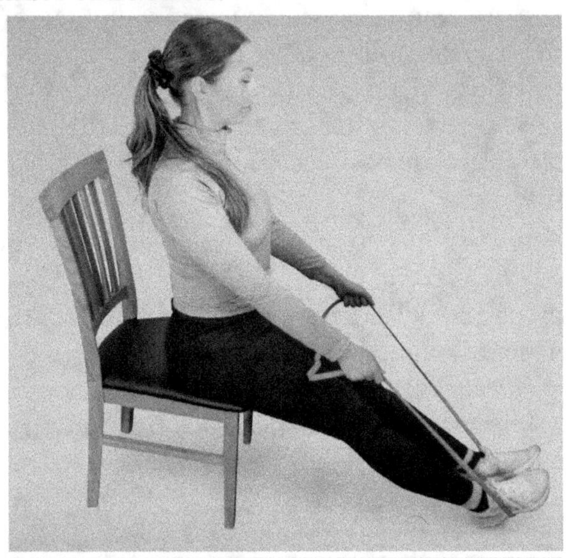

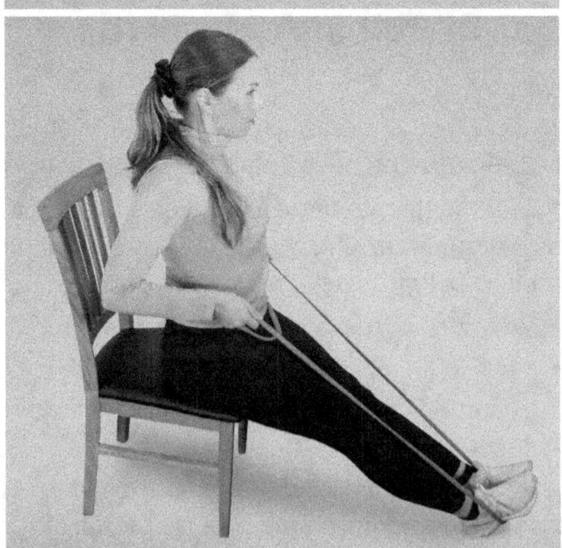

Una mujer realiza un remo sentado con banda de resistencia

Encogimientos de hombros con banda

Este ejercicio le ayudará a desarrollar la musculatura de la parte superior de la espalda y a mejorar la fuerza en otros movimientos que impliquen la parte superior del cuerpo.

1. Coja una banda de resistencia. Este ejercicio puede realizarse alternativamente sujetando mancuernas a ambos lados de los muslos. Siéntese en una silla robusta y desplácese hacia el borde delantero. Apoye los pies en el suelo. Mantenga la espalda recta y el cuello neutro. Mire al frente durante este movimiento.

2. Pase la parte central de la banda por debajo de los pies. Agarre los extremos de la banda a ambos lados de los muslos. Envuelva de nuevo la banda con la mano para crear la tensión adecuada si es necesario.

3. Exhale y tire más fuerte de la banda encogiendo los hombros. Sus hombros deben desplazarse hacia arriba y ligeramente hacia atrás cuando se encoja. La tensión se sentirá en los músculos trapecios en la base posterior del cuello y se extiende hasta la parte media de la espalda. Haga una breve pausa en la parte superior.

4. Inhale y vuelva a bajar el hombro hasta la posición inicial.

5. Realice este movimiento durante 3 series de 8 a 10 repeticiones. Descanse 60 segundos entre series.

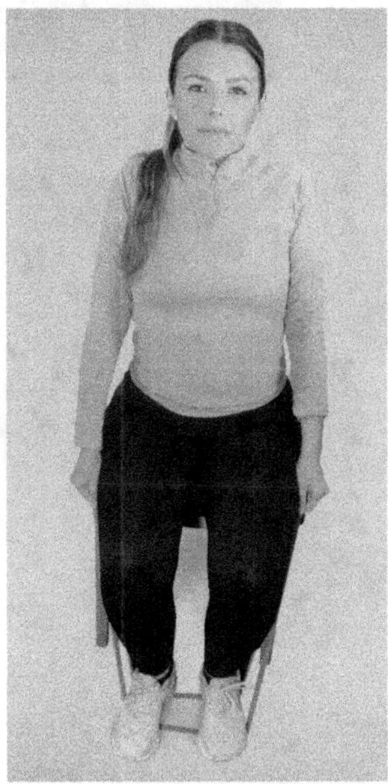

Una mujer que realiza una banda sentada se encoge de hombros

Aperturas posteriores de hombros (Band-pull-apart)

Este ejercicio le ayudará a aumentar la movilidad del hombro y la parte superior de la espalda. Realizar este movimiento también ayudará a aumentar la fuerza funcional para separar cosas.

1. Coja una banda de resistencia. Siéntese en una silla, manteniendo la espalda y el cuello rectos. Mantenga el pecho erguido. Apoye los pies firmemente en el suelo como soporte.

2. Sujete la banda de resistencia uniformemente con las manos por delante de usted. Extienda los brazos rectos a la altura de los hombros.

3. Exhale y tire de los brazos hasta que estén casi extendidos hacia los lados. Asegúrese de no lesionarse el codo tirando demasiado rápido o utilizando una banda demasiado pesada. Mantenga esta posición brevemente.

4. Inhale y vuelva a colocar los brazos en la posición inicial extendidos hacia delante.

5. Realice este movimiento de 2 a 3 series de 8 repeticiones. Descanse de 30 a 60 segundos entre series.

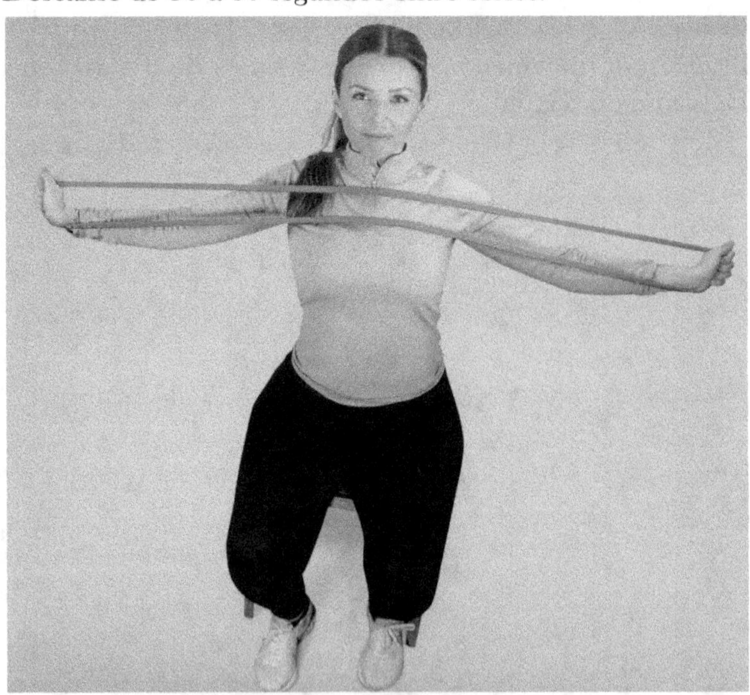

Un hombre realiza un estiramiento de banda sentado

Contracción de omoplatos

Este ejercicio le ayudará a activar los músculos de la espalda y los hombros a la vez que estira el pecho.

1. Coja una banda de resistencia. Siéntese en una silla y desplácese hacia delante hasta el borde del asiento, de modo que quede espacio detrás de la espalda. Mantenga la espalda recta y el cuello neutro. Apoye los pies en el suelo como soporte.

2. Sujete la banda de resistencia uniformemente con las manos por encima del regazo con las palmas mirando al techo. Su codo debe estar doblado a 90 grados.

3. Exhale, separe las manos y apriete los omóplatos. Mantenga los codos metidos cerca de los costados. Sienta una contracción en la parte media de la espalda mientras tira.

4. Inhale y libere la tensión de la banda. Vuelva a colocar los brazos en la posición inicial.

5. Repita este movimiento durante 3 series de 6 repeticiones. Descanse 60 segundos entre series.

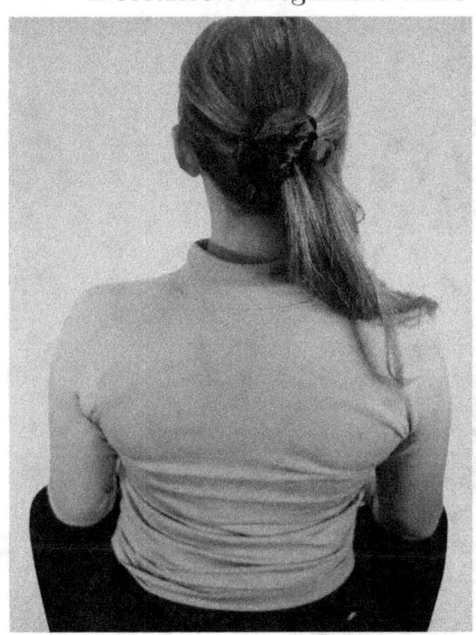
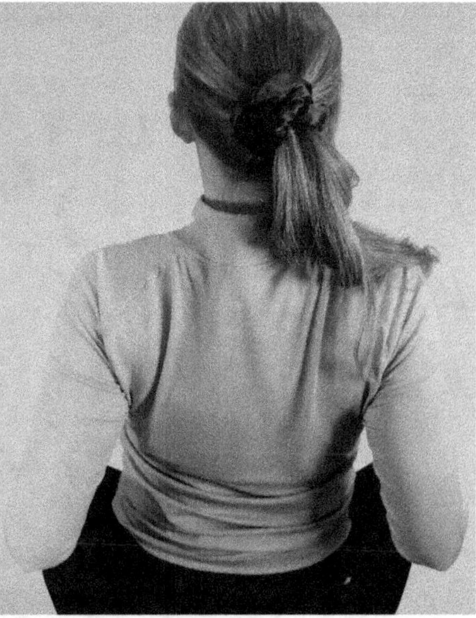

Una mujer demuestra la contracción de omoplatos

Elevación lateral inclinada sentada

Este ejercicio fortalecerá los músculos de la parte posterior de la tapa del hombro, así como los músculos de la parte superior de la espalda.

1. Este ejercicio puede realizarse sin peso, con mancuernas ligeras, botellas de agua llenas o bandas de resistencia. Siéntese en una silla robusta. Desplácese hacia el borde delantero de la silla, pero asegúrese de permanecer bien sentado. Apoye los pies en el suelo con un ángulo de 90 grados en las rodillas.

2. Inclínese hacia delante por la cintura, de modo que la parte superior de su cuerpo quede por encima de los muslos. Mantenga la espalda recta y el cuello neutro.

3. Coloque el centro de la resistencia bajo los pies o sujete las pesas con los brazos extendidos en la parte exterior de las pantorrillas.

4. Exhale y mantenga los brazos rectos; levante los brazos hacia arriba y hacia los lados. No los levante más arriba de los hombros.

5. Inhale y baje lentamente los brazos hasta la posición inicial.

6. Repita este movimiento de 2 a 3 series de 8 a 10 repeticiones. Descanse 60 segundos entre series.

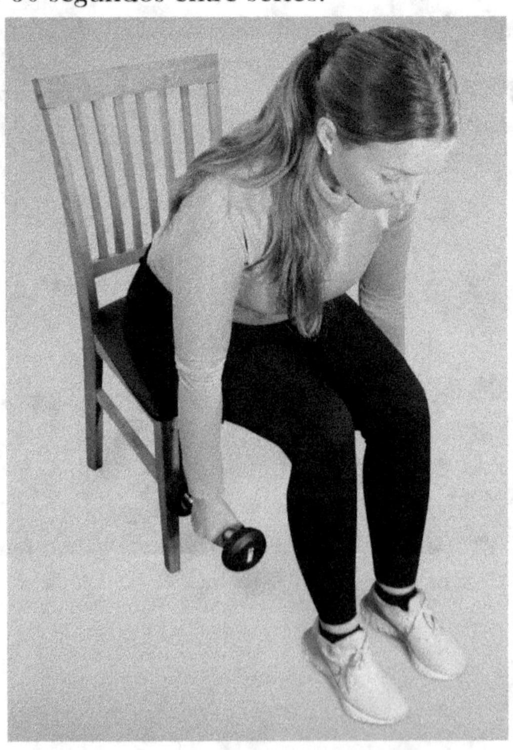

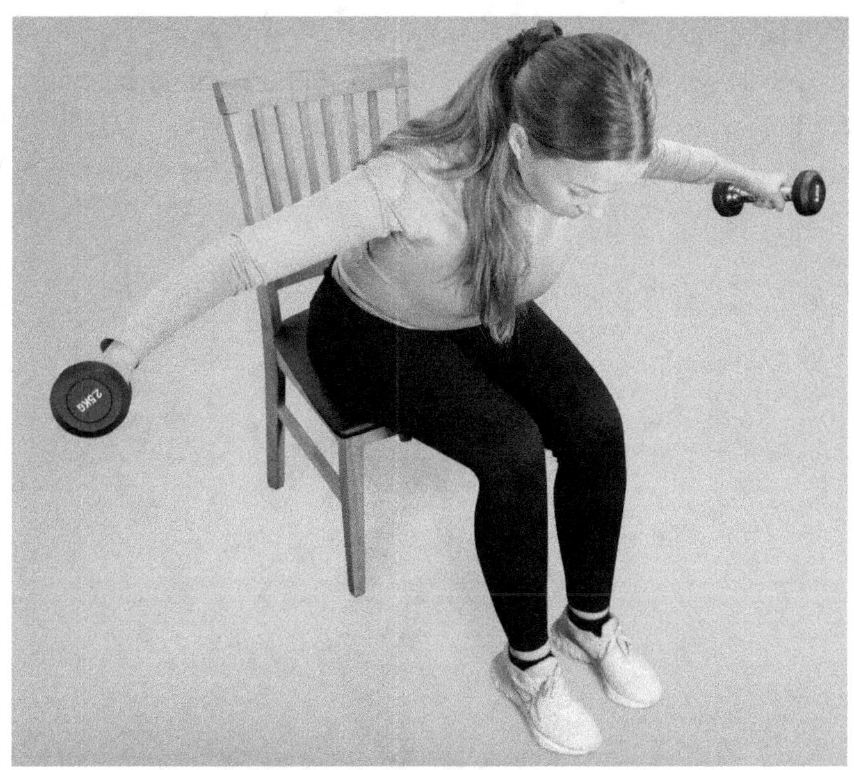
Una mujer realiza elevaciones laterales flexionadas sentada

Ejercicios de pecho

Expansiones de pecho

Este ejercicio le ayudará a estirar el pecho y los hombros. Se trata de un buen movimiento de calentamiento o enfriamiento del pecho que también le ayudará a desarrollar fuerza para sostener los brazos extendidos.

1. Siéntese en una silla. Muévase hacia delante, de modo que haya espacio entre su espalda y el respaldo de la silla. Mantenga la espalda recta y el cuello neutro. Asegúrese de mantener el pecho erguido y plantar los pies.

2. Manténga los brazos extendidos frente a usted a la altura de los hombros con las palmas tocándose. Sus dedos deben apuntar hacia delante.

3. Exhale y extienda los brazos hacia los lados. Sus palmas deben mirar hacia delante. Sienta el estiramiento a lo largo de su pecho.

Haga una pausa de 2 a 3 segundos.

4. Inhale y lleve lentamente los brazos a la posición inicial.

5. Repita este movimiento de estiramiento 5 veces.

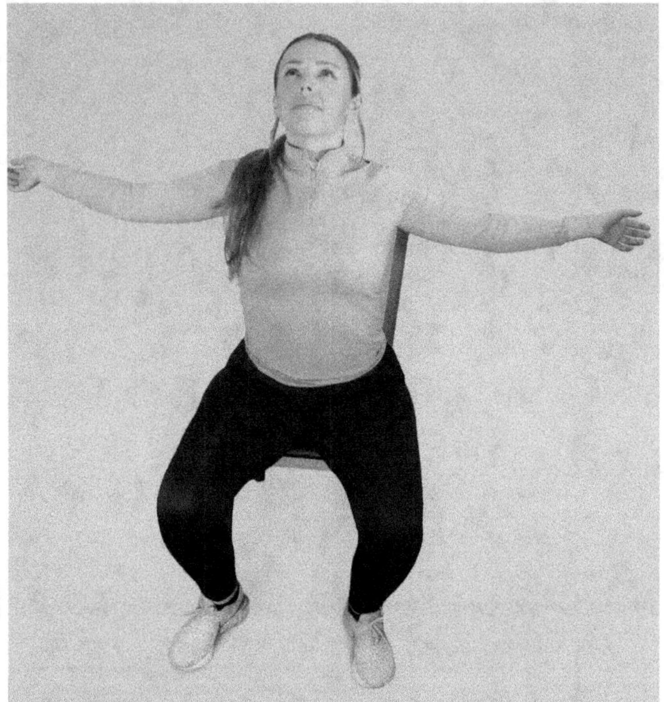

Una mujer realiza expansiones de pecho en una silla

Elevaciones frontales flexionadas sentado

Este ejercicio fortalecerá los músculos de los hombros y la parte superior del pecho, y también ayudará a activar los músculos de la espalda.

1. Este ejercicio puede realizarse sin peso o con pesos ligeros, como botellas de agua llenas como mucho. Siéntese en una silla robusta. Desplácese hacia el borde delantero de la silla, pero asegúrese de permanecer bien sentado. Apoye los pies en el suelo con un ángulo de 90 grados en las rodillas.

2. Inclínese hacia delante por la cintura, de modo que la parte superior de su cuerpo quede por encima de los muslos. Mantenga la espalda recta y el cuello neutro. Mantenga los brazos extendidos hacia abajo con los puños mirando al suelo. Sus brazos estarán paralelos a la parte inferior de sus piernas.

3. Exhale y levante los brazos hasta que queden paralelos al suelo. Haga una breve pausa.

4. Inhale y baje los brazos hasta la posición inicial.

5. Repita este ejercicio de 2 a 3 series de 6 repeticiones. Descanse 60 segundos entre series.

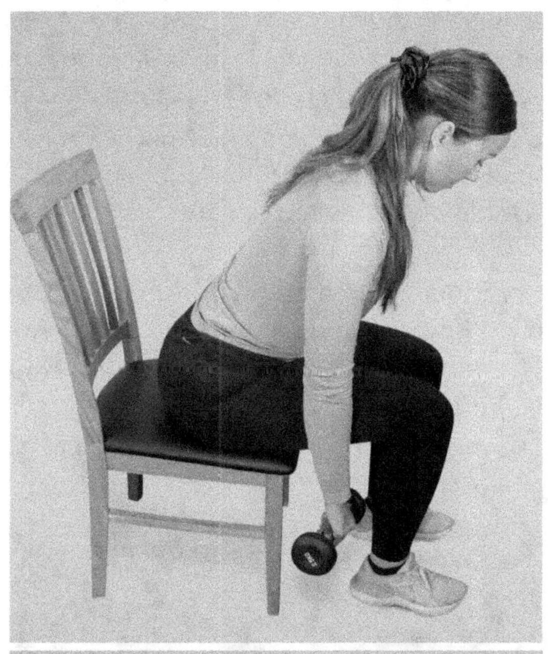

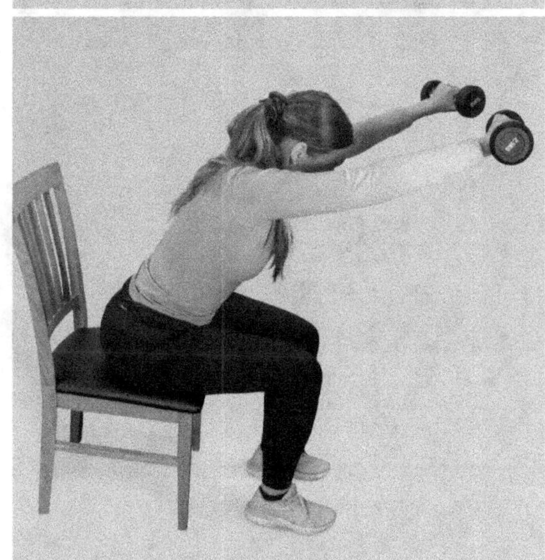

Una mujer realiza elevaciones frontales flexionadas de pie

Apretamientos de pecho sentado

Este ejercicio le ayudará a desarrollar fuerza y resistencia en el pecho y los brazos. Este movimiento puede mejorar la potencia de press en la parte superior del cuerpo.

1. Siéntese en una silla robusta y apoye la espalda contra el respaldo de la silla para mantenerla recta. Mantenga el cuello neutro y apoye los pies firmemente en el suelo. También puede sujetar algo como una toalla enrollada o una pelota mientras presiona.

2. Mantenga los brazos a la altura del pecho frente a usted con las palmas juntas. Los dedos de los hombros deben apuntar hacia delante. Doble los codos hasta formar un ángulo de unos 45 grados.

3. Exhale y presione firmemente las palmas de las manos entre sí utilizando los brazos y apretando el pecho. Mantenga esta presión durante 15 segundos mientras respira profundamente.

4. Inhale y libere la tensión.

5. Realice este ejercicio 3 veces con 30 segundos de descanso entre presiones.

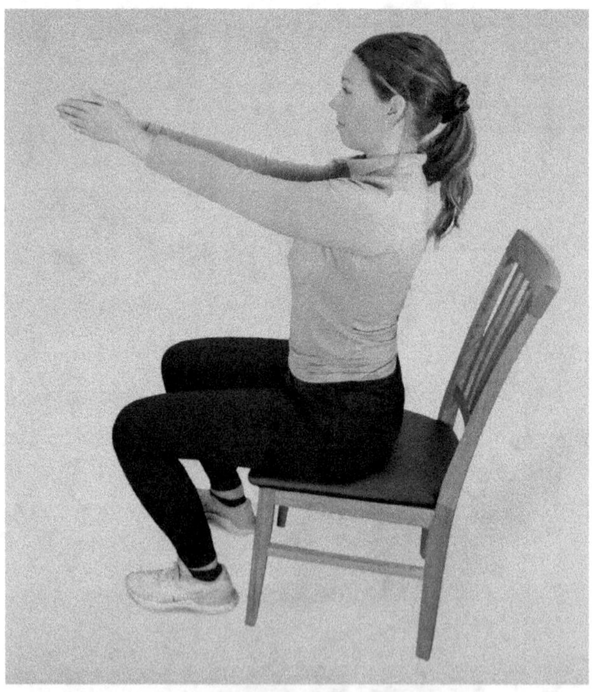

Una mujer realiza un press de pecho

Press de pecho sentado

Este ejercicio mejorará la potencia del press y desarrollará la fuerza del pecho y los tríceps. El press de pecho es un ejercicio eficaz para el desarrollo y la potencia de la parte superior del cuerpo.

1. Coja una banda de resistencia. Siéntese en una silla robusta con respaldo. Mantenga la espalda presionada contra el respaldo de la silla para apoyarse. Mantenga el cuello neutro y apoye los pies firmemente en el suelo para mayor apoyo.

2. Enrolle la parte central de la banda alrededor del respaldo de la silla o entre su espalda y la silla. Sujete los otros extremos uniformemente en sus manos con las palmas mirando al suelo a ambos lados de su cuerpo.

3. Doble los codos a 90 grados y mantenga las manos justo por debajo de la altura de los hombros.

4. Exhale y presione las manos hacia delante hasta que los brazos estén casi completamente extendidos hacia delante. Sentirá la tensión en el pecho y los tríceps.

5. Inhale y vuelva a la posición inicial.

6. Repita este ejercicio durante 3 series de 10 repeticiones. Descanse 60 segundos entre series.

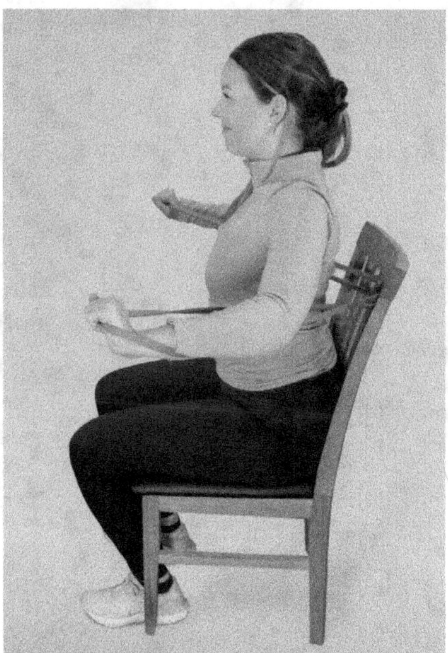

Una mujer realiza el press de pecho con banda sentada

Fondos en silla

Los fondos son un ejercicio más avanzado, que requiere que utilice los brazos para levantarse de la silla. Asegúrese de elegir una silla con brazos resistentes y seguros para levantarse. Este ejercicio no es recomendable si tiene problemas en los hombros o siente dolor al doblar el codo. Este movimiento le ayudará a desarrollar fuerza en los brazos para empujarse y levantarse a la vez que relaja las articulaciones del codo mediante la actividad.

1. Siéntese en una silla, pero muévase hacia delante de modo que no toque el respaldo de la silla. Apoye los pies en el suelo separados a la anchura de los hombros.

2. Mantenga la espalda recta, el cuello neutro y los hombros hacia abajo. Inclínese ligeramente hacia delante para conseguir un mejor ángulo que le permita trabajar los tríceps. Agárrese a los brazos de las sillas a ambos lados de usted doblando los codos.

3. Exhale y enderece los codos mientras se empuja hacia arriba y se levanta de la silla.

4. Inhale y vuelva a bajar lentamente hacia la silla.

5. Repita este movimiento de 2 a 3 series de 10 repeticiones. Descanse 60 segundos entre series.

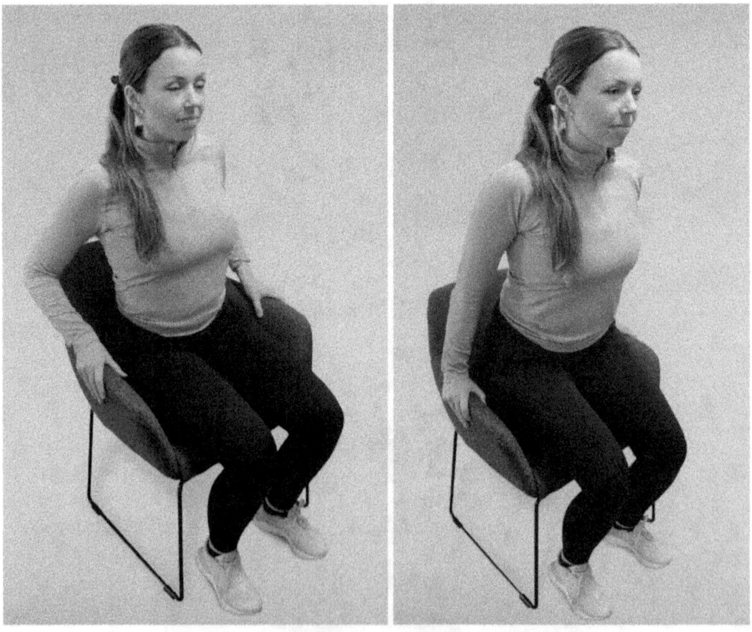

Una mujer realiza un fondo en silla sentada

Flexiones en silla

Este ejercicio es más avanzado y requerirá que se ponga de pie detrás de la silla y utilice el respaldo como apoyo. No se recomienda este ejercicio si no puede mantenerse de pie con seguridad mientras sostiene una silla como apoyo. La flexión en silla es excelente para desarrollar fuerza y activar el pecho, los hombros, los brazos y los músculos del núcleo.

1. Asegúrese de que su silla es segura y no se deslizará ni se inclinará mientras la utiliza para sostener el peso de su cuerpo. Puede colocar la silla contra una pared para evitar que se mueva. Colóquese detrás de su silla, mirando hacia el respaldo. Agárrese a la silla con ambas manos y mantenga la espalda recta durante todo el movimiento.

2. Retroceda de modo que haya al menos un palmo entre sus pies y la silla.

3. Inclínese hacia delante por la cadera y doble ligeramente las rodillas. Active su núcleo para ayudar a sostener su cuerpo.

4. Exhale y doble los codos para bajar el pecho y la parte superior del cuerpo hacia la silla. Intente que los codos no se abran demasiado hacia los lados. La presión debe sentirse en el pecho y los tríceps, no en el codo.

5. Inhale y estire los brazos para impulsarse hacia arriba y alejarse de la silla.

6. Realice de 2 a 3 series de 10 repeticiones. Descanse 60 segundos entre series. Para que este ejercicio sea más desafiante, aléjese más de la silla antes de realizar el movimiento.

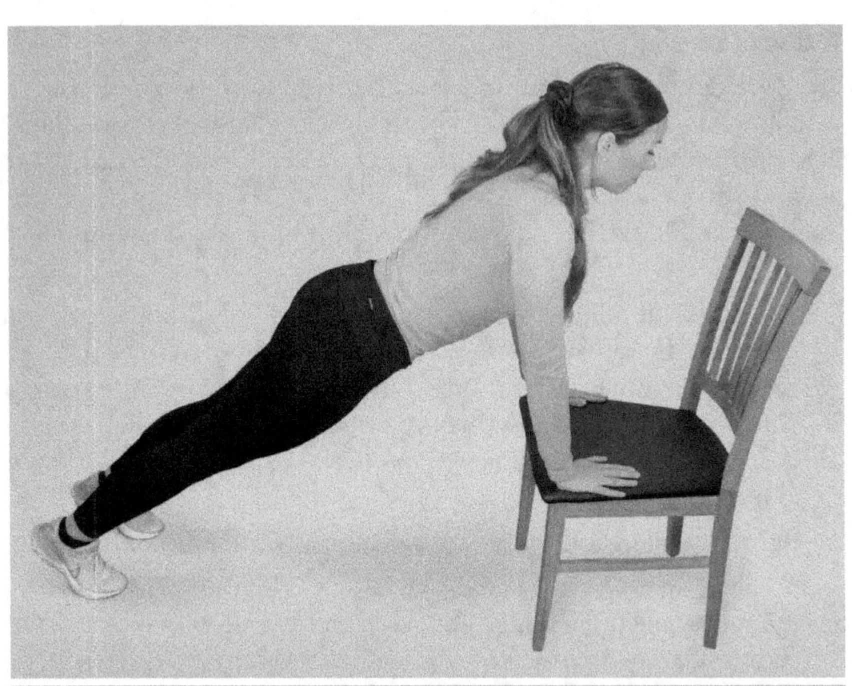

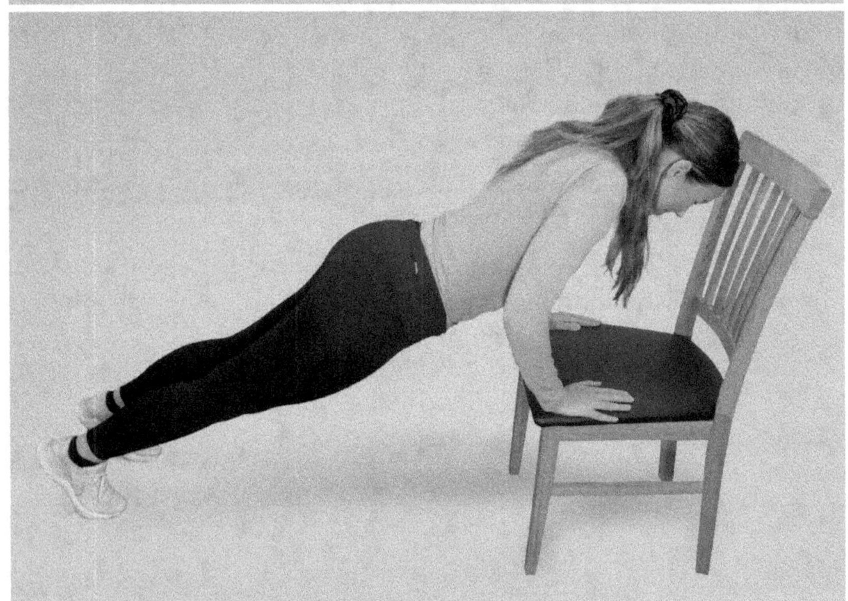

Una mujer realiza una flexión de brazos avanzada en silla

Capítulo 9: Articulaciones y áreas problemáticas

Las articulaciones son esencialmente el pegamento que mantiene unido el cuerpo y, al mismo tiempo, proporcionan los medios para que las partes del cuerpo se muevan juntas. Las articulaciones están formadas por conexiones, fluidos y almohadillas que sostienen la zona donde se unen los huesos y permiten que el cuerpo se mueva sin problemas. Los problemas articulares son comunes por muchas razones y afectan a todo el mundo en algún momento. Lo esencial es que las articulaciones son vitales para su felicidad, movilidad y para mantener su independencia.

Los huesos del cuerpo, como el de la parte superior de la pierna y el de la inferior, no se tocan directamente. Hay líquido lubricante, amortiguación y tejido conectivo entre ellos que los mantiene unidos y hace que cooperen. Una articulación es el lugar donde se conectan los huesos y el vínculo entre todas las zonas del cuerpo esquelético. Al utilizar las articulaciones, el cuerpo puede moverse de muchas maneras diferentes, pero esto requiere muchas acciones en la propia articulación.

Los tres tipos de articulaciones son:

Cartilaginosas

Las articulaciones cartilaginosas tienen cartílago esencial, el tejido conjuntivo de apoyo entre dos huesos que los une.

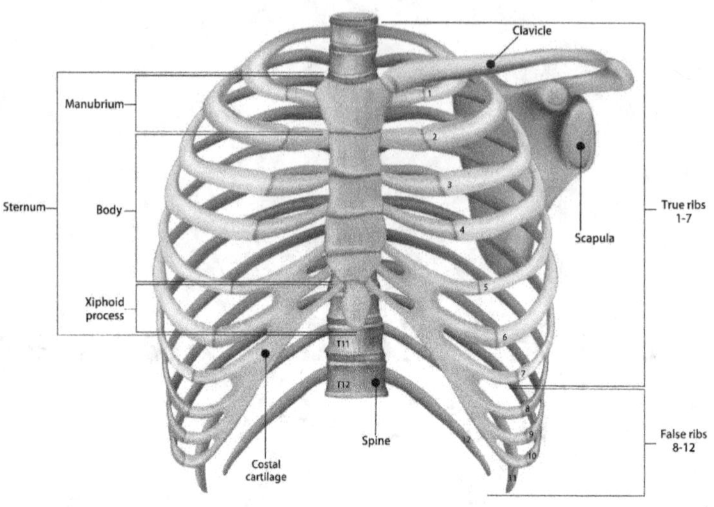

Huesos de la caja torácica con articulaciones cartilaginosas

Fibrosas

Las articulaciones fibrosas están fijadas y, aunque conectan los huesos, no permiten el movimiento, como en los huesos del cráneo.

CRANIAL BONES

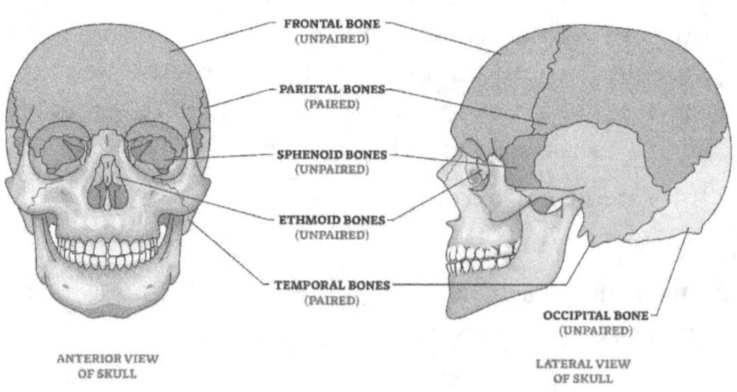

Huesos craneales

Sinovial

Las articulaciones sinoviales contienen una cavidad con líquido lubricante que permite que las articulaciones y las extremidades se muevan sin problemas, como ocurre con el codo o la rodilla.

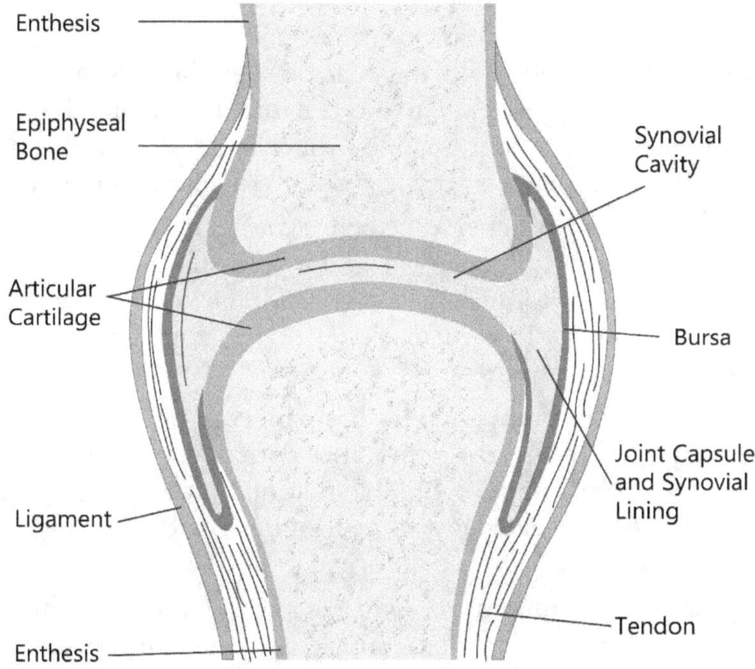

Articulación de la rodilla

Por desgracia para las personas mayores, las articulaciones se desgastan con la edad, y estas zonas de conexión cruciales también pueden ser una fuente habitual de dolor. La artritis es la inflamación e hinchazón de las articulaciones responsable de gran parte del dolor que provocan. Existen dos tipos de artritis: la artrosis y la artritis reumatoide, ambas causantes de esta inflamación. Mientras que la osteoartritis puede tener su origen en múltiples causas, la artritis reumatoide es una afección autoinmune que puede desarrollarse y cuyo origen no está claro.

Existen varias razones para que la artrosis primaria se desarrolle en las articulaciones de las personas mayores. La artrosis primaria está causada por la degeneración del cartílago entre los huesos. El cartílago se vuelve más frágil a medida que el cuerpo envejece, y el endurecimiento del cartílago por calcificación o pérdida de cartílago puede producirse con el tiempo, razón por la que muchos adultos mayores padecen artritis. Los años de desgaste se suman al proceso natural de envejecimiento y pueden causar casos aún más graves de artritis en las articulaciones. La artrosis secundaria está causada por la genética, una lesión u otra enfermedad, pero sus efectos pueden controlarse de forma similar.

La razón principal del dolor articular suele ser la degradación de las articulaciones por la edad, la inflamación debida a la artritis, el uso excesivo por movimientos repetitivos o la inactividad. Aunque no todas las causas de dolor articular son evitables, muchas de ellas sí lo son. Ciertos factores controlables pueden provocar dolor articular o empeorarlo.

Deshidratación - No beber suficiente agua y la falta de líquido en las articulaciones puede aumentar el dolor articular. Las articulaciones necesitan líquido para funcionar, y la hidratación del agua ayuda a suministrar ese líquido. Las articulaciones no funcionarán tan bien sin una ingesta adecuada de agua.

Peso - Las articulaciones están hechas para conectar el cuerpo y ayudar a mover sus partes. Si su peso corporal es demasiado elevado, someterá a las articulaciones a una tensión indebida, lo que provocará un dolor peor, una degradación más rápida y una disminución de la función de las articulaciones.

Músculos - Los músculos son los que mueven y empujan las articulaciones. Necesitan ser lo suficientemente fuertes para mover adecuadamente la parte del cuerpo mediante la acción de las articulaciones. Unos músculos débiles pueden hacer que las articulaciones se lleven la peor parte de la fuerza y el peso del cuerpo, provocando lesiones o fallos articulares al intentar funcionar.

Tome medidas - Las articulaciones envejecen a diario junto con el resto del cuerpo. Un día pueden empezar a causarle dolor o a darle problemas al intentar moverse. Debe tomar medidas cuanto antes cuando las articulaciones empiecen a actuar mal. Permitir que una articulación debilitada o dañada persista sin tomar ninguna medida hará que la artritis empeore. Intentar funcionar con articulaciones con problemas hace que las demás articulaciones trabajen más para compensar y se desgasten antes y con más torpeza.

El cambio en las articulaciones es inevitable al llegar a cierta edad, pero eso no significa que no se pueda hacer nada. Para las personas mayores es vital, ante todo, tomar medidas para mantenerse activos. Casi la mitad de los adultos mayores de 65 años han sido diagnosticados de artritis. Controlar la artritis no es imposible, y proteger la salud de las articulaciones es una forma sencilla de reducir el dolor, mantener la movilidad y la calidad de vida, y prolongar su independencia. Por suerte, los ejercicios alrededor de las articulaciones pueden ayudar a reducir ese dolor articular e incluso revertir algunos de los daños y causas del dolor.

Ciertas articulaciones se ven comúnmente afectadas por la artritis y los problemas articulares. Las principales zonas problemáticas para muchos de los que experimentan problemas articulares son las rodillas, las caderas, los codos y el cuello. Hay algunas razones por las que estas zonas desarrollan problemas para los adultos mayores. Examinar las razones que subyacen a estos problemas puede ayudar a evitar que empeoren.

Rodillas - Las articulaciones de las rodillas suelen sufrir dolores causados por el desgaste o la artritis. Las rodillas se utilizan cada vez que usted pisa, se agacha o salta. Tras años de uso, las articulaciones de las rodillas de movimiento libre se desgastan y la articulación deja de funcionar con suavidad a pesar de que el cuerpo sigue exigiendo su uso diario.

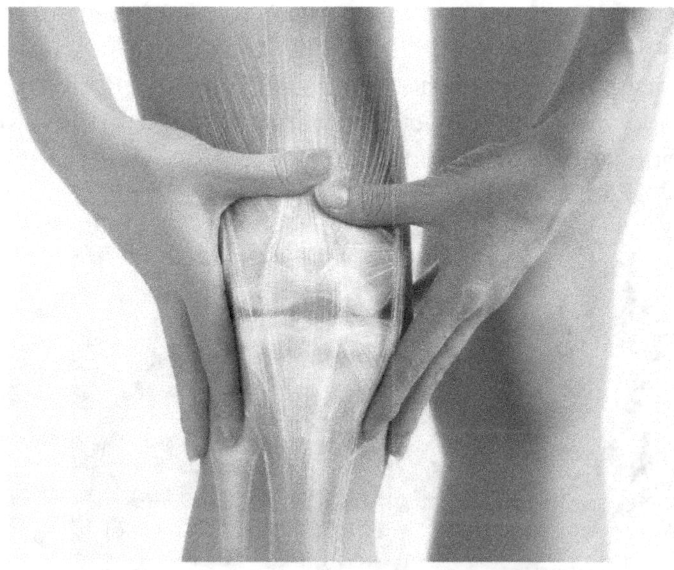

Dolor en la rodilla

Cadera - La articulación de la cadera es otra zona problemática para muchos adultos mayores. Aunque usted ejerce presión sobre esta articulación al estar de pie, saltar y caminar, también se enfrenta a la degradación por la inactividad. Las personas mayores no suelen realizar suficiente actividad diaria y pasan gran parte del día sentadas o tumbadas en un mismo sitio. Esta falta de actividad agrava los efectos del envejecimiento sobre la articulación que conducen a la inflamación por artritis.

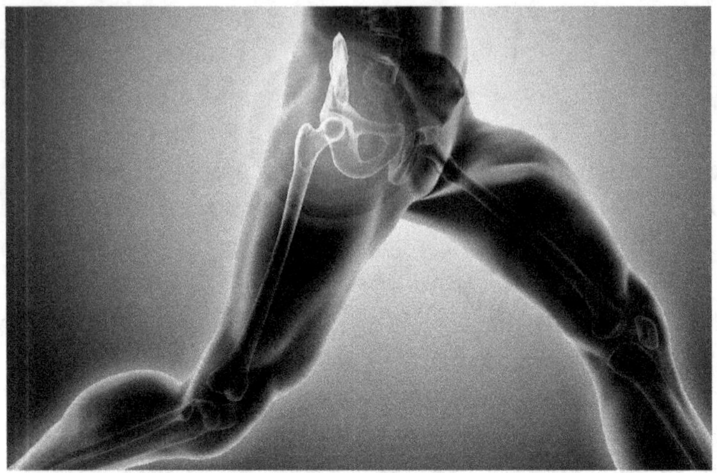

Dolor en la cadera

Codo - El dolor articular en el codo suele exacerbarse o tener su origen en el uso excesivo. Los brazos realizan con frecuencia movimientos repetitivos que desgastan la articulación en las aficiones o el trabajo. Ese desgaste, combinado con el envejecimiento natural y la artritis, suele provocar inflamación y dolor en el codo.

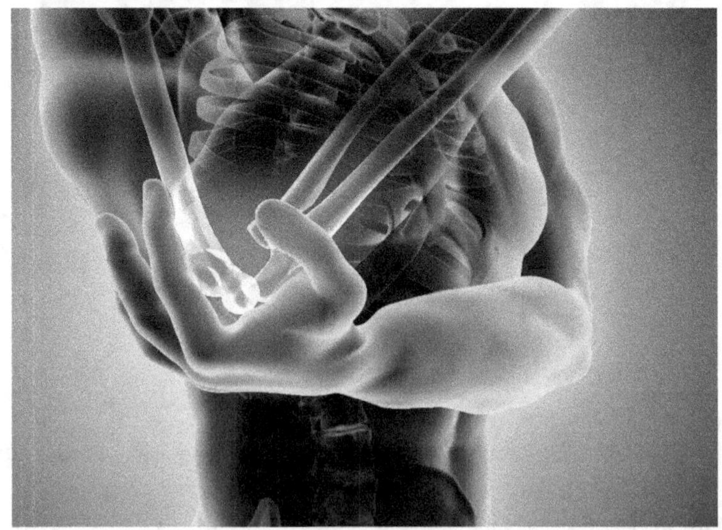

Dolor en el codo

Cuello - El dolor en el cuello suele deberse a una mala postura. La inactividad combinada con un desequilibrio que lleve a posturas incómodas al sentarse provocará rigidez y dolor en el cuello. La artritis que se desarrolla en el cuello debido a la edad puede causar rigidez e inflamación.

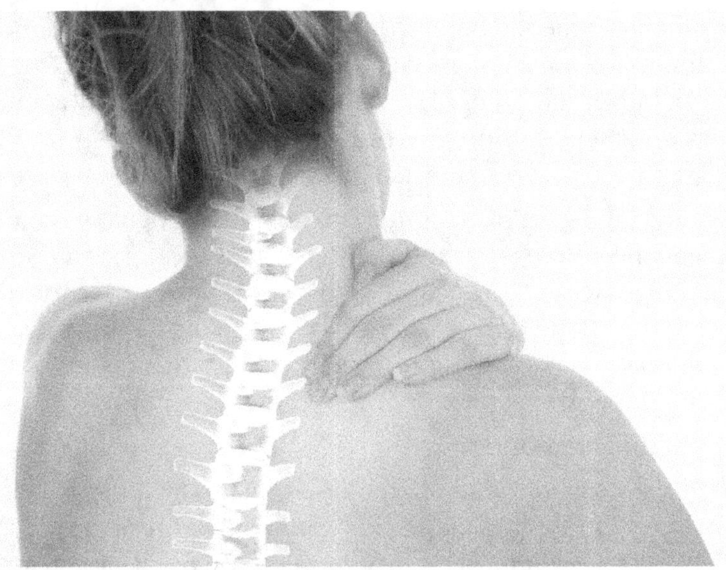

Una mujer con dolor de cuello

Vivir con dolor articular es incómodo, innecesario y puede degradar gravemente la calidad de vida. Por eso, las personas mayores deben hacer lo que esté en su mano para intentar reducir de forma natural la hinchazón, el desgaste y el dolor de las articulaciones. Las personas mayores pueden abordar estos problemas a través de la dieta, los suplementos, los estiramientos y los ejercicios.

El objetivo en la salud de las articulaciones es bajar la inflamación, ya que suele ser la causa principal del dolor. Los alimentos que ingiere afectan directamente a la inflamación del organismo. Por lo tanto, aunque no tenga tiempo, dinero o energía para otros tratamientos, puede recurrir a su dieta en busca de ayuda. Al igual que los músculos del cuerpo son piezas de trabajo complejas, también lo son las articulaciones, que necesitan los nutrientes adecuados para funcionar.

Añadir nutrientes beneficiosos y alimentos cuidadosamente seleccionados puede reducir la inflamación general y relajar esas articulaciones. Una dieta sana puede aparentemente engañar al cuerpo para que se sienta más joven simplemente inyectando más de lo que el organismo necesita. No será fácil porque habrá que elegir bien en lugar de otros alimentos favoritos que pueden causar inflamación.

Entre los alimentos que causan inflamación se encuentran los fritos, los procesados y los ricos en azúcar. Las bebidas azucaradas como los refrescos, la cerveza e incluso los zumos de frutas tienen suficiente azúcar y otros ingredientes que favorecen la inflamación del organismo. Una articulación lesionada probablemente se sentirá peor después de tomar una de estas bebidas que antes. Las bebidas azucaradas también añaden calorías vacías a la dieta, lo que provoca un aumento de peso no deseado que puede agravar los problemas articulares.

Por el contrario, beber agua puede ayudar a reducir la inflamación articular. El agua no solo es una alternativa sana y sin calorías a las bebidas que causan inflamación, sino que también mantiene lubricadas las articulaciones. Gran parte de las articulaciones son agua (alrededor del 70 %), por lo que mantenerse hidratado ayudará a mantenerlas lubricadas y a que funcionen con mayor fluidez.

Alimentos antiinflamatorios

Muchos alimentos son antiinflamatorios naturales. Estos alimentos deberían formar parte de la dieta de los adultos mayores, ya que aportan numerosos beneficios además de ayudar con el dolor articular. Estos alimentos contienen fibra, grasas saludables y potentes vitaminas relacionadas con el bienestar físico y mental.

Salud cardiaca - Al igual que su descripción, los alimentos antiinflamatorios ayudan a combatir la inflamación, asociada a muchas enfermedades crónicas. Reducir la inflamación a través de la dieta puede ayudar a reducir el riesgo de enfermedades cardiacas. La dieta antiinflamatoria elimina muchos alimentos que favorecen afecciones problemáticas como la hipertensión y los derrames cerebrales, al tiempo que favorece la salud de las paredes de los vasos sanguíneos.

Peso - Una dieta antiinflamatoria puede ayudarle a alcanzar sus objetivos de peso. Sustituir los alimentos perjudiciales por alimentos saciantes que le hagan sentirse mejor al reducir la inflamación puede promover una dieta más sana y el bienestar general. La reducción de la inflamación y el control del peso también favorecen el estilo de vida activo que necesitan más personas mayores.

Salud inmunológica - Los alimentos antiinflamatorios pueden ayudar a promover la salud intestinal. Cuidar el intestino protege una fuente de muchas de las células inmunitarias responsables de mantener el cuerpo sano.

Estado de ánimo - Las dietas antiinflamatorias pueden ayudar a reducir los síntomas de la depresión. Muchas afecciones crónicas causan fatiga y problemas de gestión del estado de ánimo que pueden aliviarse reduciendo la inflamación.

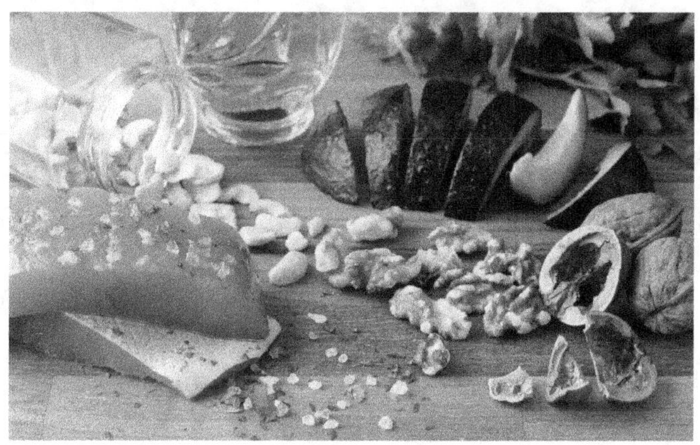

Una colección de alimentos antiinflamatorios

Entre los alimentos antiinflamatorios que puede añadir a su dieta se encuentran:

- Chocolate negro
- Frutos secos
- Pescado
- Frijoles
- Ajo
- Aceite de oliva
- Brócoli
- Coliflor
- Leche
- Aguacate

Suplementos

Puede añadir algunos suplementos que favorezcan la salud de las articulaciones junto con cambios saludables en la dieta. Estos suplementos reducen la inflamación y proporcionan a las articulaciones los nutrientes necesarios para seguir funcionando correctamente contra los efectos del envejecimiento. Los ingredientes de algunos de estos suplementos podrían estar ya en su dieta, pero necesitar un refuerzo adicional. Asegurarse de que los toma combinados con sus alimentos antiinflamatorios puede proporcionarle un plan dietético completo para la salud articular.

Los suplementos suelen ser formas concentradas de vitaminas o nutrientes que el organismo necesita en alguna medida. Suelen presentarse en forma de píldora y se toman junto con las comidas para aumentar el consumo de nutrientes beneficiosos. Estos suplementos se encuentran ahora en muchas grandes superficies, en su tienda local de vitaminas o en Internet.

Es posible que su médico le recete medicamentos antiinflamatorios como el ibuprofeno para ayudar a reducir el dolor de la inflamación, pero hable con él sobre suplementos adicionales. Estos suplementos específicos para potenciar las articulaciones y reducir la inflamación pueden obtener resultados similares. A menudo también pueden apilarse sobre la medicación prescrita para obtener un alivio completo.

Suplementos para las articulaciones

- Glucosamina
- Condroitina
- MSM
- Omega-3
- Vitamina D
- Cúrcuma

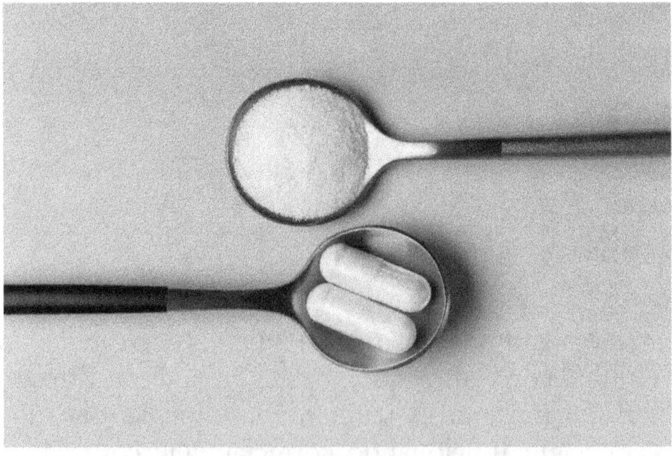

Suplemento en polvo y cápsulas en cucharas

Glucosamina y condroitina - La condroitina y la glucosamina son sustancias que se encuentran en el cartílago. El cartílago es la amortiguación dentro de las articulaciones que mantiene unidos los huesos sin que ejerzan fuerza directa unos sobre otros. Estas sustancias se fabrican en laboratorio o se obtienen del cartílago de otros animales. El resultado de tomarlas es un aumento de la salud del cartílago y una reducción de la inflamación de las articulaciones.

Omega-3 - El omega-3 es un ácido graso también conocido como grasa saludable. Ayuda a aliviar la inflamación estimulando al organismo a proporcionar sustancias químicas para gestionarla adecuadamente. Los omega-3 se encuentran en muchos alimentos, pero los suplementos suelen elaborarse a partir de aceite de pescado.

MSM - El MSM o metilsulfonilmetano también se toma explícitamente para favorecer la salud de las articulaciones. Reduce la inflamación en el organismo al prevenir una proteína que ayuda a fomentar una respuesta inflamatoria. El MSM protege el cartílago para que no se rompa, lo que provoca una falta de amortiguación en las articulaciones. También puede ayudar a aumentar los antioxidantes como el glutatión que ayudan a proteger el organismo y a reparar los tejidos.

Vitamina D - La vitamina D ayuda al organismo a absorber el fósforo y el calcio. Las personas con dolor articular suelen tener niveles bajos de vitamina D. El organismo puede producir esta vitamina esencial de forma natural cuando se expone a la luz solar, pero aumentar los niveles mediante suplementos puede ayudar a prevenir los problemas articulares.

Cúrcuma - La cúrcuma es una especia amarilla que contiene curcumina. La curcumina es un potente antiinflamatorio y antioxidante. Puede ayudar a reducir la inflamación en todo el cuerpo y reforzar el sistema inmunológico. La cúrcuma puede afectar positivamente a la salud en general, ya que también es un suplemento anticancerígeno y ayuda a proteger la salud cognitiva.

Además de poner buenos ingredientes y combustible en el cuerpo, también hay que someter a las articulaciones a los movimientos adecuados. Independientemente de la causa del dolor articular, el ejercicio y los estiramientos pueden ayudar a aliviarlo en cierta medida. Mantenerse activo es una parte importante del mantenimiento de la flexibilidad de las articulaciones. También se pueden utilizar ejercicios terapéuticos para favorecer su correcto funcionamiento. Combinar el levantamiento de pesas y los ejercicios de resistencia para mantener el movimiento y la fuerza correctos de las articulaciones es fundamental para su bienestar físico.

Estos ejercicios pueden formar parte de otros programas de entrenamiento o dirigirse a zonas problemáticas de las articulaciones. Le ayudarán a poner la articulación en acción y a asegurarse de que mantiene su integridad el mayor tiempo posible. Utilícelos con cuidado para aliviar con el tiempo la debilidad o el dolor de las articulaciones. Si un ejercicio parece someter a la articulación a demasiada tensión, no se arriesgue. Estos ejercicios están pensados para mejorar su movilidad y sus niveles de actividad. Si se queda al margen por una lesión, solo empeorará los problemas articulares y la inactividad.

Caderas

Estiramiento con una sola pierna

Este estiramiento se centrará en los isquiotibiales (músculos de la parte posterior del muslo). Estos pueden volverse tensos por estar sentado o por falta de uso e incluso causar dolor en los glúteos. Una tensión innecesaria en los músculos puede tensar las caderas o causar un desequilibrio que provoque problemas de cadera. Este estiramiento también relajará la tirantez en la parte inferior del cuerpo debida a la inactividad.

1. Siéntese erguido y mantenga el cuello neutro.
2. Desplácese hacia delante hasta el borde seguro de su asiento, ya que el movimiento implicará que sus piernas se extiendan delante de usted.
3. Estire la pierna izquierda hacia delante y apoye el talón en el suelo. Su pierna debe estar extendida y los dedos de los pies deben apuntar hacia el cielo.
4. Asegúrese de que está bien apoyado en la silla. Coloque las manos sobre la pierna extendida para apoyarse y llegar mejor.
5. Inhale y extienda hacia arriba la columna vertebral.
6. Exhale y dóblese sobre su pierna izquierda extendida. Deslice las manos por la pierna para guiarse.
7. Puede llegar más abajo sobre la pantorrilla y estirarse hacia delante si le resulta cómodo, pero no lo fuerce.
8. Inhale y exhale 5 veces mientras realiza este estiramiento. Si la respiración le ayuda a llegar cómodamente más lejos, hágalo.

9. Inhale y con cuidado libérese de la postura de vuelta a la posición neutral.

10. Repita este proceso con la otra pierna.

11. Realice este estiramiento 2 veces a cada lado.

Marchas de cadera

Este ejercicio le ayudará a simular hasta cierto punto la marcha. Pondrá las piernas en movimiento y someterá a las articulaciones a movimientos funcionales desde la seguridad de la silla. Le ayudará con el dolor de caderas y rodillas al aliviar la tensión muscular y aumentar la movilidad de las articulaciones.

1. Siéntese en una silla con la espalda apoyada en el respaldo para apoyarse. Mantenga la cabeza alta y el pecho erguido. Apoye los pies en el suelo con las rodillas en un ángulo de unos 90 grados.

2. Sus manos pueden apoyarse en los muslos sujetándose a los lados de la silla.

3. Exhale y levante la rodilla izquierda lo más alto posible.

4. Inhale y bájela.

5. Alterne las piernas y levante cada una 10 veces.

6. Realice 3 series de este ejercicio, descansando 30 segundos entre series.

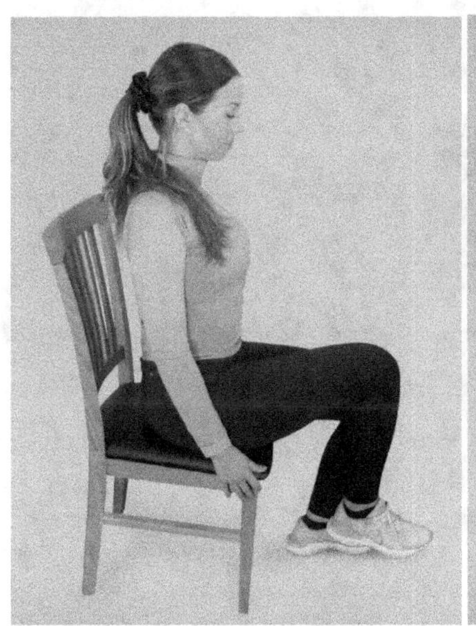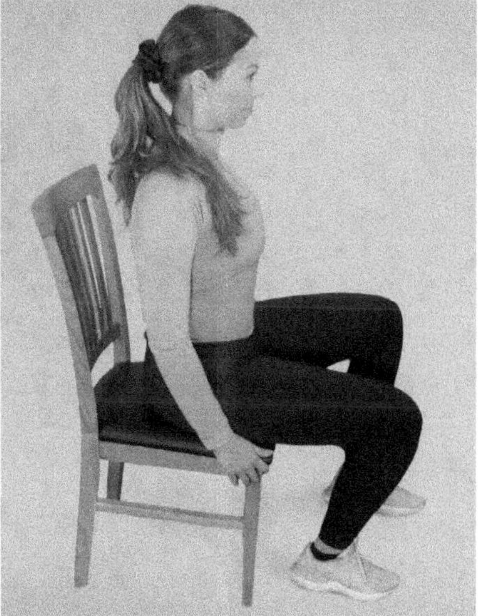

Una mujer realiza la marcha en silla

Extensiones de cadera

Este ejercicio es ligeramente más avanzado y requerirá colocarse detrás de la silla y utilizarla para mantener el equilibrio. Si no puede mantenerse de pie con seguridad, no se recomienda este ejercicio. Si se realiza correctamente, ayudará a mejorar el equilibrio y la flexibilidad de la cadera.

1. Póngase de pie detrás de la silla, apoyándose en el respaldo. Sus pies deben estar cómodamente separados a la anchura de la cadera.

2. Mantenga las rodillas rectas. Exhale y levante la pierna izquierda hacia atrás todo lo que pueda manteniendo ambas piernas rectas. Mantenga la pierna levantada durante 5 segundos.

3. Inhale antes de bajar la pierna levantada de nuevo a la posición inicial.

4. Realice este ejercicio 10 veces por cada pierna si es posible.

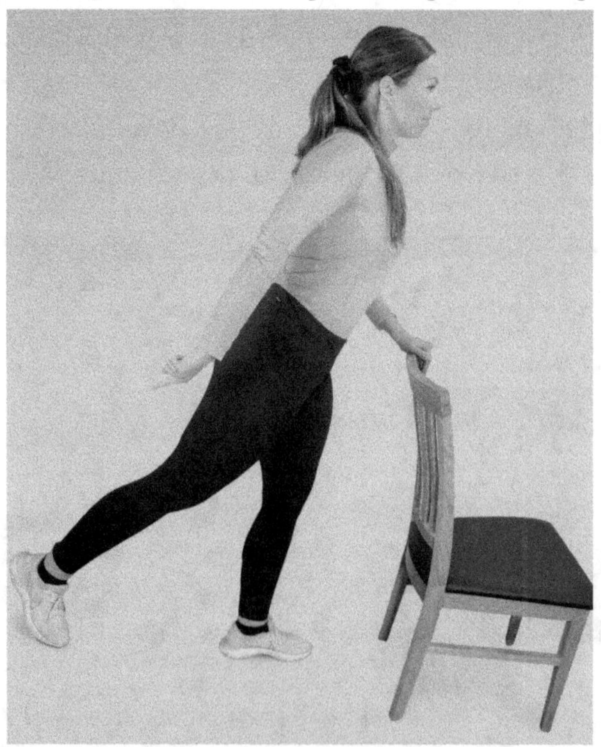

Una mujer realiza extensiones de cadera

Elevación de piernas rectas

Este ejercicio requiere que se tumbe. Este movimiento puede realizarse en el suelo, en un sofá o en la cama. También necesitará un cojín para la cabeza. Le ayudará a mejorar la movilidad de la cadera aumentando la fuerza muscular a su alrededor y poniendo la cadera en movimiento.

1. Comience tumbándose boca arriba con un ligero cojín bajo la cabeza. Flexione la pierna derecha, pero mantenga la rodilla a más de 90 grados. Mantenga la pierna izquierda estirada.

2. Exhale y levante la pierna izquierda, de modo que su rodilla llegue a la misma altura que la otra rodilla doblada.

3. Inhale y vuelva a bajar la pierna.

4. Realice este ejercicio 10 veces con cada pierna.

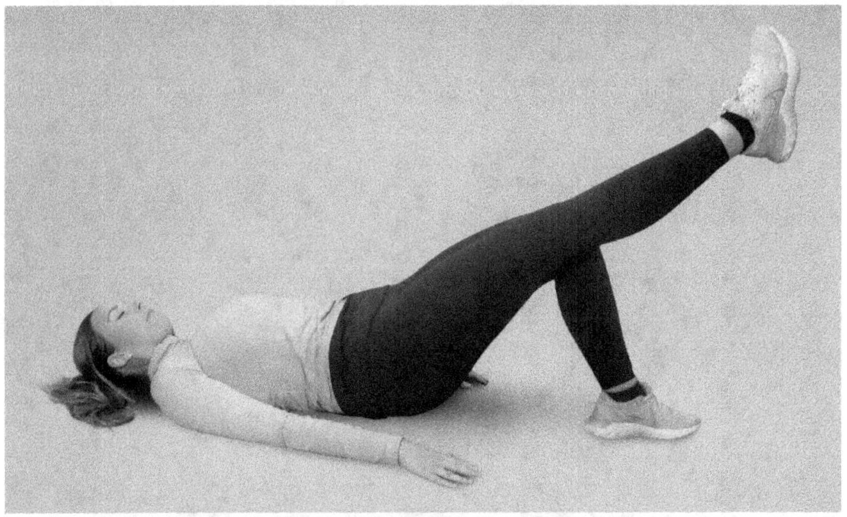

Una mujer realiza una elevación de pierna recta acostada

Flexión de cadera de pie

Este movimiento es un excelente estiramiento de pie para las personas mayores. Requiere que se ponga de pie y utilice el respaldo de la silla como apoyo. Si no puede mantenerse de pie con seguridad, no intente este ejercicio. Este ejercicio ayuda a fortalecer los músculos flexores de la cadera.

1. Póngase de pie detrás de la silla, sujetándose al respaldo para apoyarse. Mantenga los pies juntos. Mantenga la espalda recta y el cuello neutro.

2. Exhale y levante la pierna derecha lo más alto posible y hacia el pecho.

3. Intente mantener la pierna levantada de 3 a 5 segundos.

4. Inhale y vuelva a bajar la pierna.

5. Repita con la otra pierna.

6. Realice este ejercicio 10 veces para cada pierna.

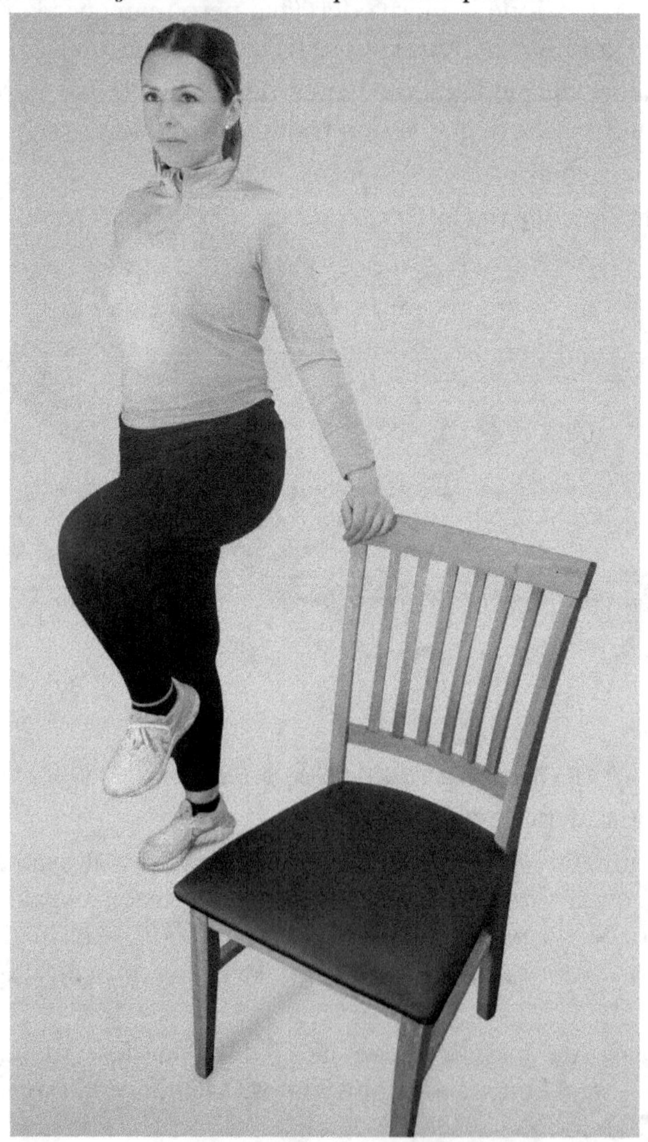

Una mujer realiza una flexión de cadera de pie utilizando una silla como apoyo

Codos

Golpes

Este ejercicio le ayudará a relajar los codos sometiéndolos a un movimiento funcional. Este ejercicio también ayudará a desarrollar potencia en los brazos y puede realizarse sin peso o con pesos muy ligeros como botellas de agua.

1. Siéntese en una silla. Desplácese hacia el borde delantero de la silla. Mantenga la espalda recta y el pecho erguido. Plante los pies para apoyarse.

2. Si utiliza botellas de agua, sujete una en cada mano. Mantenga las manos frente a usted ligeramente por encima de la altura de los hombros.

3. Exhale mientras extiende el brazo derecho por el codo, dando un puñetazo delante de usted. Rápidamente devuelva el brazo a la posición inicial. Tómese su tiempo para no agitar los brazos, sino más bien utilice un movimiento controlado.

4. Repita con el otro brazo.

5. Realice este ejercicio durante 3 series de 10 repeticiones con descanso de 30 a 60 segundos entre series.

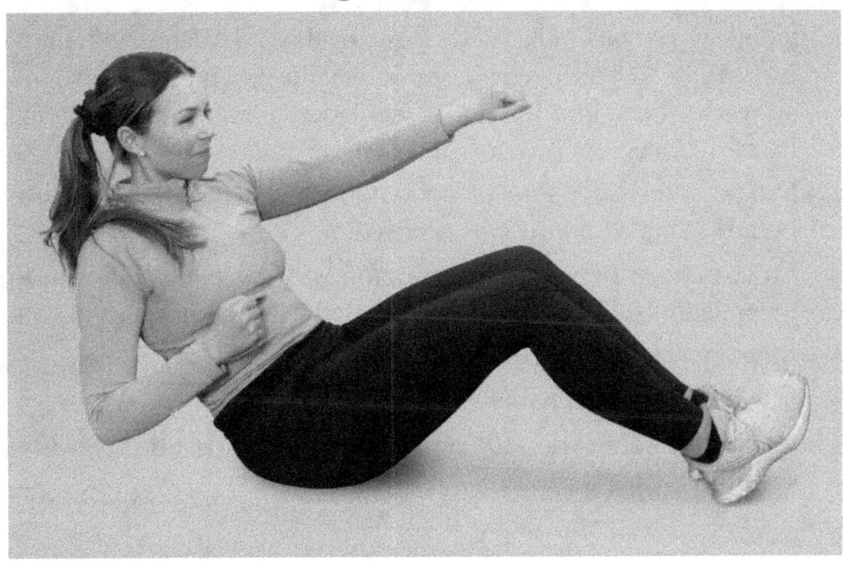

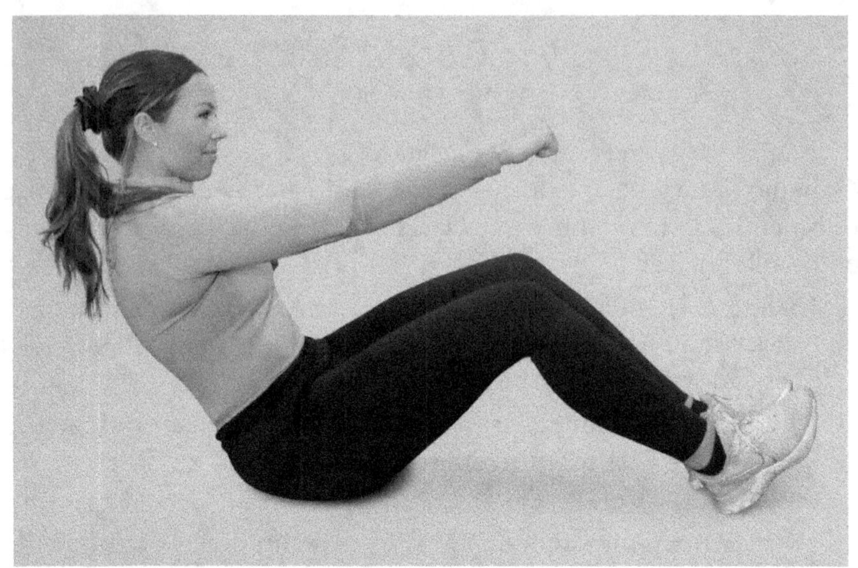

Una mujer hace una demostración de puñetazos alternados sentada

Curl Zottman

Este ejercicio es una variación del curl de bíceps tradicional. Le ayudará a fortalecer los bíceps a la vez que relaja el codo mediante un movimiento de rotación. Utilice pesos muy ligeros, como botellas de agua, para este ejercicio.

1. Siéntese en una silla y desplácese hacia delante. Mantenga la espalda recta y el pecho erguido. Plante los pies en el suelo para apoyarse. Deje que los brazos cuelguen a los lados con las palmas hacia delante.

2. Exhale y flexione solo el codo para levantar la pesa. Levante la pesa hasta la altura de los hombros.

3. En la parte superior de la elevación, gire las palmas de modo que los pulgares queden uno frente al otro y las palmas hacia el suelo.

4. Inhale y baje lentamente las botellas de agua hasta el inicio.

5. Vuelva a poner las palmas hacia delante.

6. Realice 2 series de 10 repeticiones descansando de 30 a 60 segundos entre series.

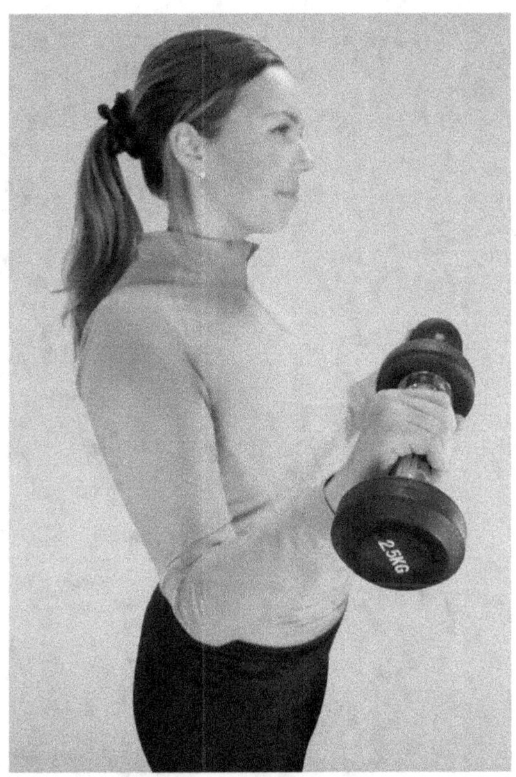

Una mujer realiza curls Zottman

Toques de manos y hombros

Este ejercicio ayuda a mejorar la movilidad de los codos y los hombros. Utilice este ejercicio para mantener las articulaciones sueltas.

1. Siéntese en una silla. Mantenga la espalda recta y la cabeza erguida. Apoye los pies en el suelo como soporte.

2. Levante los brazos estirados frente a usted a la altura de los hombros con las palmas hacia abajo.

3. Manteniendo el codo recto, gire los brazos y júntelos de modo que los nudillos se toquen. Vuelva al inicio.

4. Manteniendo el codo recto, gire los brazos y junte las palmas. Vuelva a la posición inicial.

5. Flexione el codo y lleve las palmas hacia atrás para tocarse los hombros. Vuelva a la posición inicial.

6. Repita este proceso 10 veces.

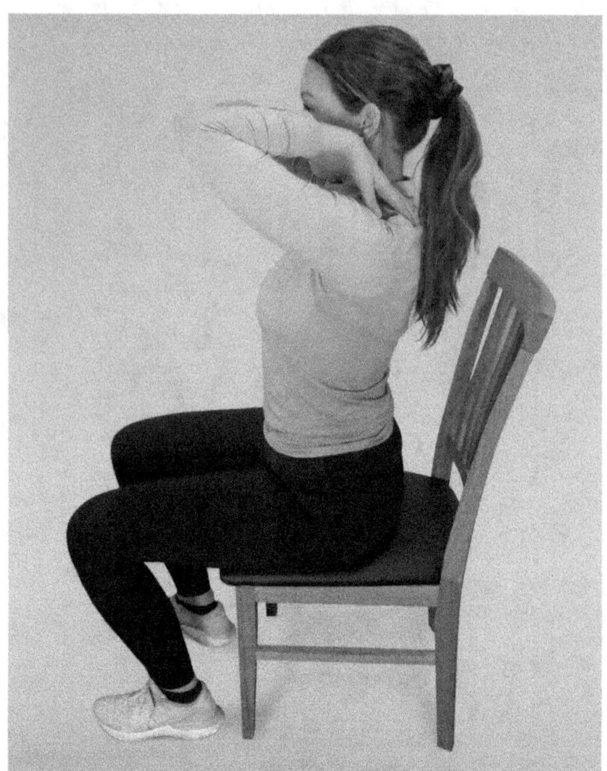

Una mujer realizando el estiramiento de manos y hombros

Rodillas

Compresiones con almohada

1. Para este ejercicio necesitará una almohada o cojín junto a su silla. Utilice este ejercicio para fortalecer los músculos de los muslos y ayudar a relajar la tensión en las articulaciones de las rodillas.

2. Siéntese en su silla y desplácese hacia el borde delantero. Mantenga las piernas juntas con las rodillas a 90 grados y los pies en el suelo. Mantenga la espalda recta.

3. Coloque la almohada entre las rodillas. Agárrese a la silla para apoyarse.

4. Exhale y apriete la almohada al máximo con las rodillas. Mantenga esta postura durante 10 segundos.

5. Inhale mientras suelta el apretón.

6. Realice este ejercicio 3 o 5 veces.

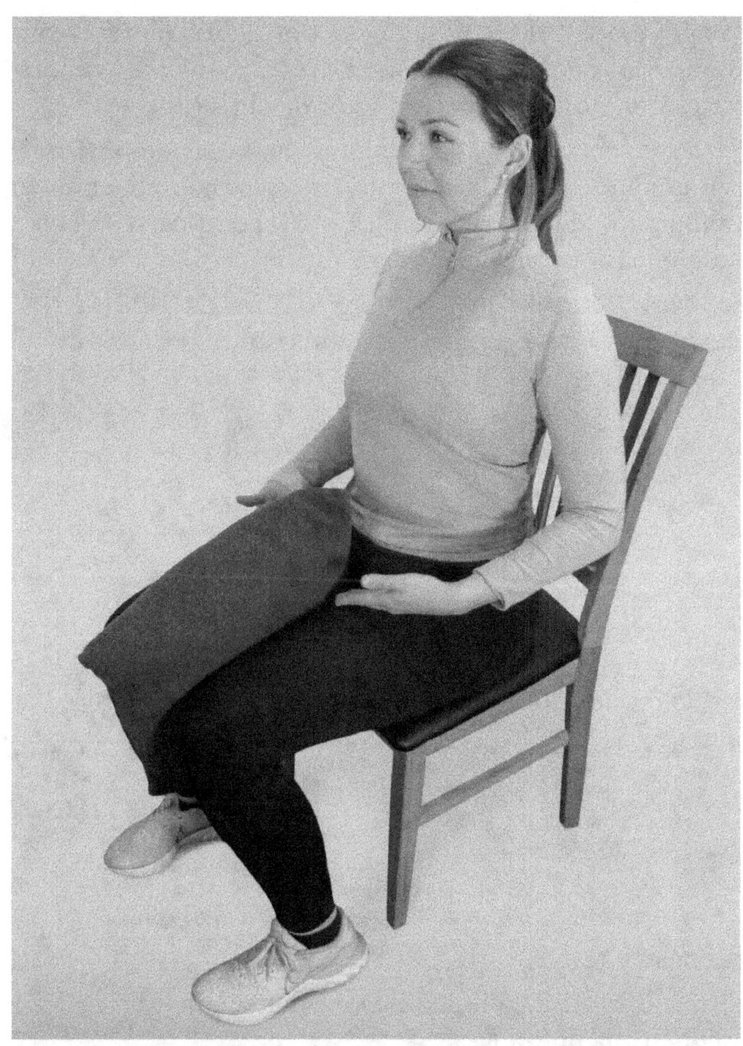

Una mujer realiza compresiones de rodillas con almohada

Elevación de pantorrillas

Este ejercicio aumentará la fuerza en la parte inferior de las piernas y ayudará a mejorar la movilidad fortaleciendo y activando los músculos de la pantorrilla. Utilice este ejercicio para ayudar a soportar el dolor articular de rodilla o tobillo.

1. Siéntese en su silla y utilice el respaldo de la silla como apoyo. Mantenga el pecho y la cabeza erguidos. Apoye los pies en el suelo con las rodillas a 90 grados. Agárrese a los lados de la silla para apoyarse.

2. Exhale; empuje a través de los dedos de los pies y el antepié para levantar los talones. Sentirá una contracción en la pantorrilla (en la parte posterior de la parte inferior de la pierna).

3. Inhale y vuelva a bajar los talones hasta el suelo. Para un mayor estiramiento, después de volver a apoyarse en el suelo, intente levantar los dedos de los pies y despegarlos del suelo mientras mantiene los talones plantados.

4. Repita este movimiento durante 3 series de 10 a 12 repeticiones. Descanse de 30 segundos a 1 minuto entre series.

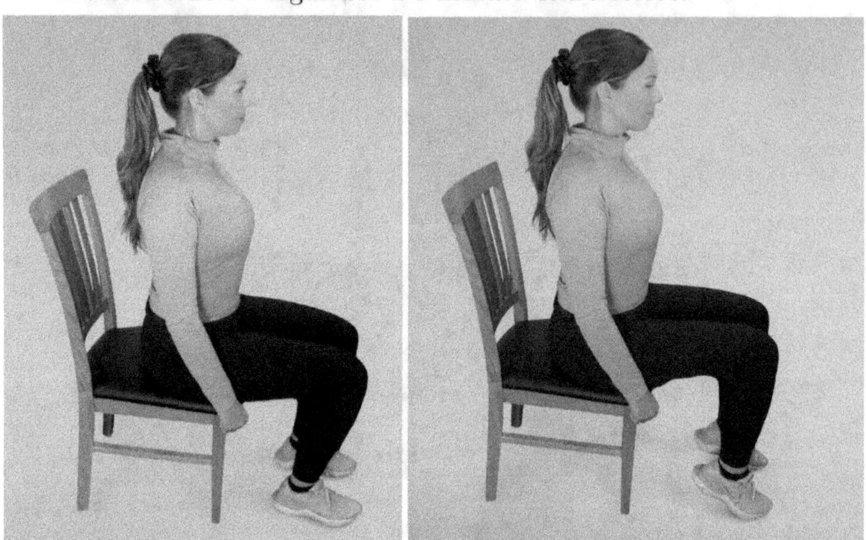

Una mujer realizando elevaciones de pantorrilla sentada

Extensiones de rodilla

Este ejercicio le ayudará a utilizar la rodilla y a fortalecer los músculos que la sostienen y la utilizan.

1. Siéntese en una silla o sofá lo suficientemente alto como para que las rodillas puedan formar un ángulo de 90 grados con los pies apoyados en el suelo justo debajo de las rodillas. Muévase en la silla si es necesario para lograr una posición en la que la silla apoye los muslos.

2. Siéntese recto en la silla con el pecho erguido y los hombros hacia atrás. Mantenga un cuello neutro. Coloque las manos sobre los muslos para apoyarse.

3. Exhale. Extienda la pierna derecha por la rodilla. Eleve la parte inferior de la pierna hasta que forme una línea recta con el resto

de la pierna paralela al suelo.

4. Inhale mientras baja lentamente la pierna hasta el ángulo de 90 grados, posición inicial.

5. Repita este movimiento durante 3 series de 10 repeticiones para cada pierna. Descanse de 30 a 60 segundos entre series.

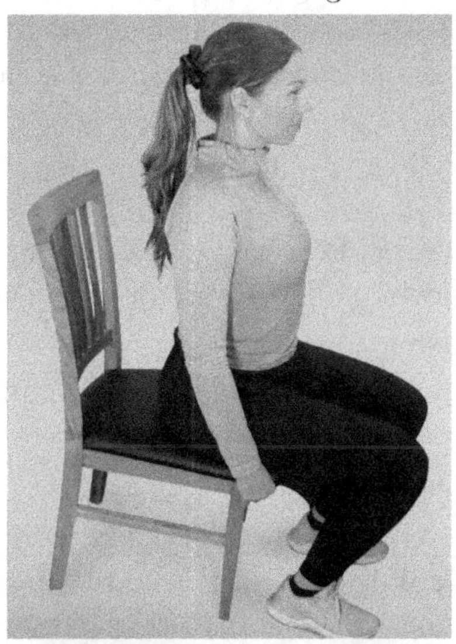

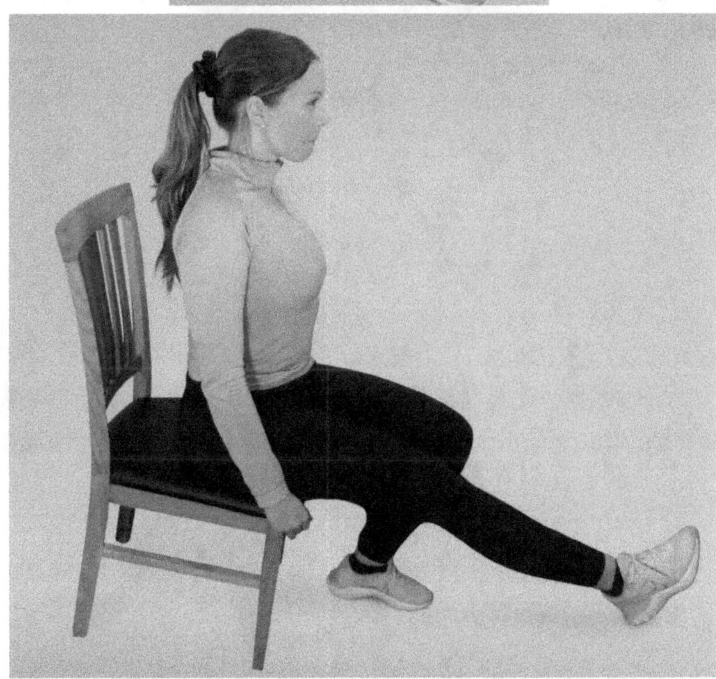

Una mujer demuestra extensiones de rodilla sentada

Equilibrio a una pierna

Este movimiento más avanzado requerirá que se ponga de pie utilizando la silla como apoyo y le ayudará a fortalecer las piernas y a estirar suavemente la articulación de la rodilla. Si no puede ponerse de pie con seguridad, no se recomienda este ejercicio.

1. Párese detrás de la silla y utilice el respaldo como apoyo. Mantenga los pies juntos. Mantenga la espalda recta y el cuello en posición neutral.

2. Exhale y flexione la rodilla para levantar la pierna derecha del suelo. Si puede alcanzar los 90 grados, ése es el objetivo, pero si la rodilla está flexionada y la pierna despegada del suelo, habrá realizado el movimiento. Ahora debería estar de pie sobre una pierna.

3. Mantenga esta posición durante 10 segundos. Inhale mientras devuelve la pierna a la posición inicial.

4. Repita con la otra pierna.

5. Realice este ejercicio 3 veces con cada pierna. Para modificar este ejercicio, puede utilizar dos sillas como apoyo adicional. Agárrese a la silla con una sola mano para que este movimiento sea más desafiante.

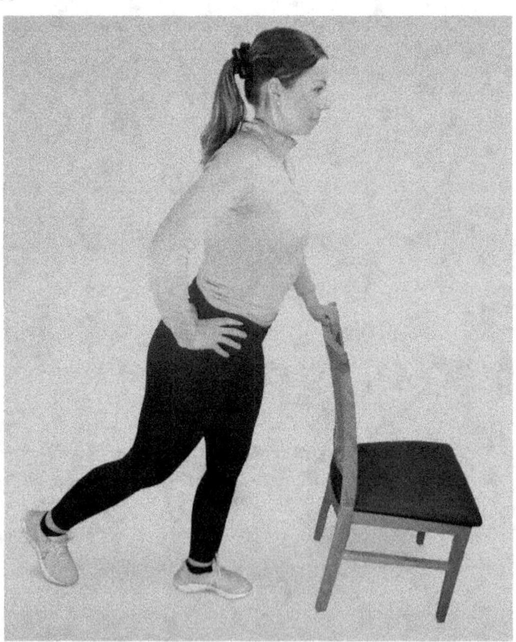

Una mujer practica el equilibrio con una sola pierna

Cuello

Giros de hombros

Este ejercicio le ayudará a relajar los músculos tensos que aumentan el dolor en el cuello, y puede ayudar a aliviar el dolor articular gracias al aumento del movimiento y la actividad.

1. Siéntese con el pecho erguido y la espalda recta. Sus hombros deben estar hacia atrás y hacia abajo. Mantenga una posición orientada hacia delante.

2. Encoja los hombros todo lo que pueda hacia las orejas. No permita que su hombro se desplome, y no encorve la espalda. Mantenga el cuello neutro.

3. Apriete los omóplatos entre sí y lleve los hombros hacia atrás una vez que haya encogido los hombros lo más alto posible.

4. Tire de los hombros hacia abajo apretando los músculos de la parte media de la espalda

5. Vuelva a la posición inicial neutral.

6. Comience un nuevo giro de hombros encogiéndose de nuevo hacia arriba.

7. Realice 3 series de 10 a 15 repeticiones. Descanse 30 segundos entre series.

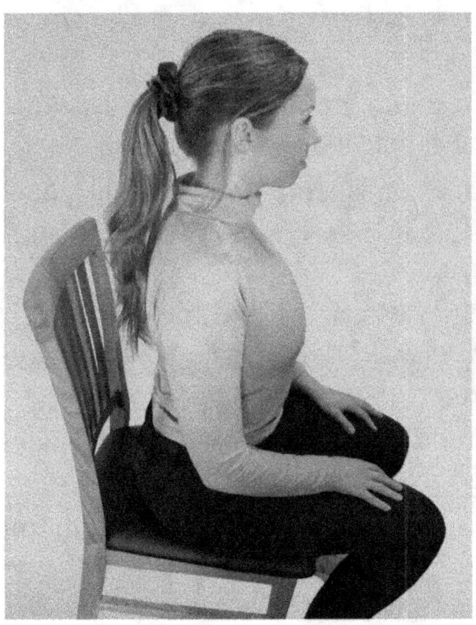
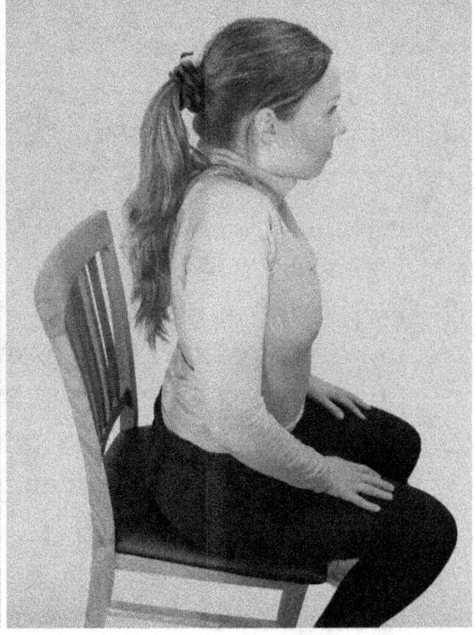

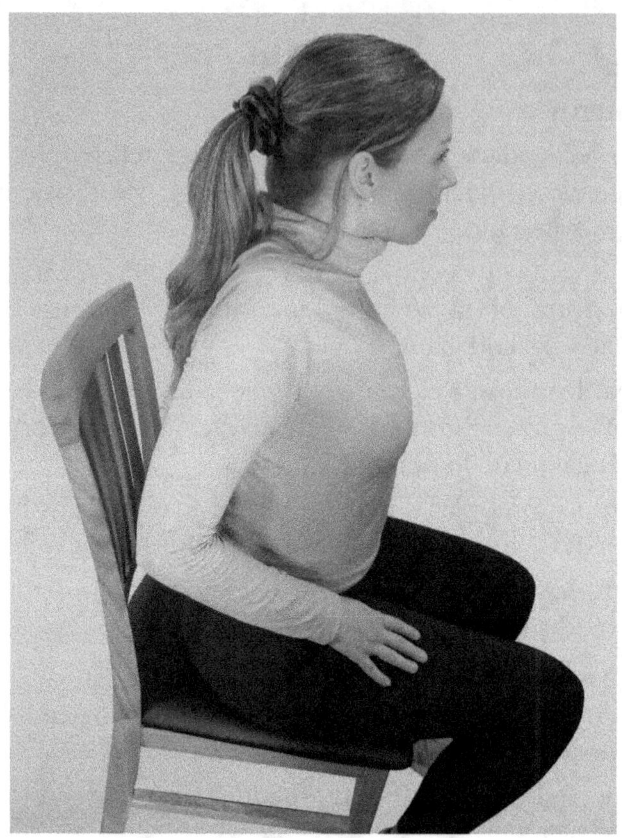
Una mujer realiza giros de hombros

Inclinación de la cabeza

Este ejercicio ayuda a poner su cuello en movimiento funcional y puede ayudar a aliviar un cuello rígido o inactivo.

1. Siéntese en su silla con la espalda recta y el cuello neutro. Mantenga la cabeza erguida. Puede agarrarse a la silla como apoyo para evitar que su cuerpo se mueva.

2. Exhale mientras inclina la cabeza hacia el hombro izquierdo sin mover el hombro derecho ni el lado del cuerpo, y debería sentir un estiramiento en el lado derecho.

3. Mantenga esta posición durante 10 segundos. Inhale mientras vuelve a poner la cabeza en posición neutral.

4. Repita en el lado derecho sin dejar que se mueva el hombro izquierdo.

5. Repita este ejercicio 5 veces en cada lado.

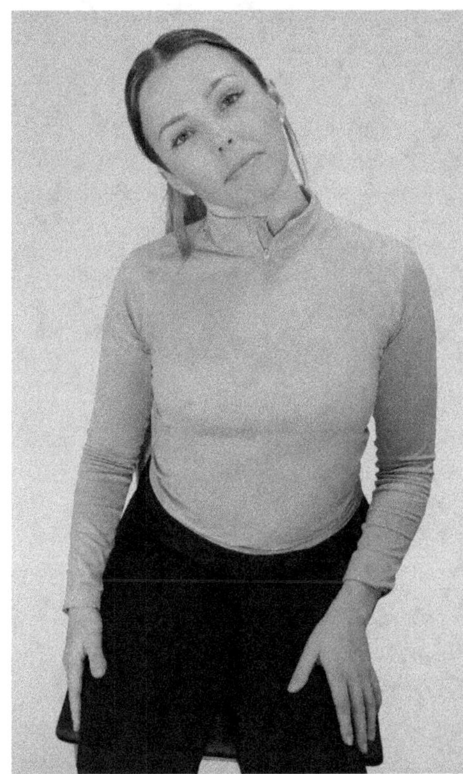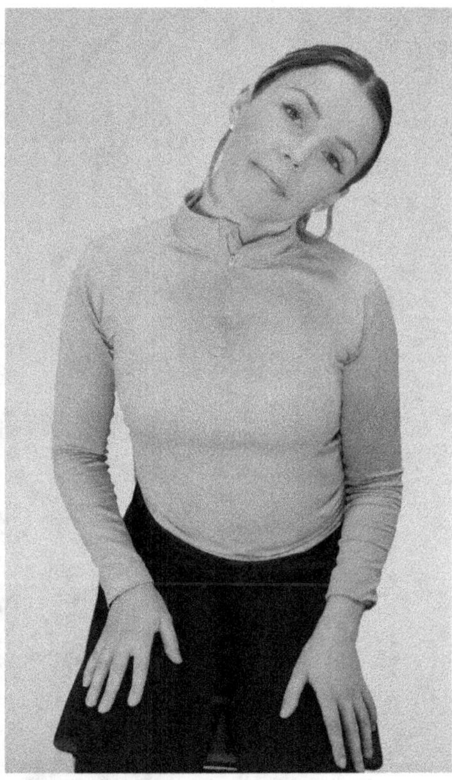

Una mujer demuestra la inclinación de la cabeza

Retracción del cuello

Este ejercicio puede ayudar a relajar la tensión, especialmente en la nuca. No fuerce el movimiento ni empuje demasiado el cuello. Una vez que sienta un ligero estiramiento, no necesita ir más allá.

1. Siéntese en una silla y mantenga la espalda recta. Tire de los hombros hacia atrás. Mantenga el cuello neutro y la mirada al frente.

2. Exhale y tire de la barbilla hacia atrás y hacia dentro como si intentara llevar la barbilla hacia la nuca. Sentirá un estiramiento en la nuca.

3. Mantenga esta posición durante 5 segundos.

4. Inhale mientras vuelve a la posición inicial.

5. Repita este movimiento 5 veces.

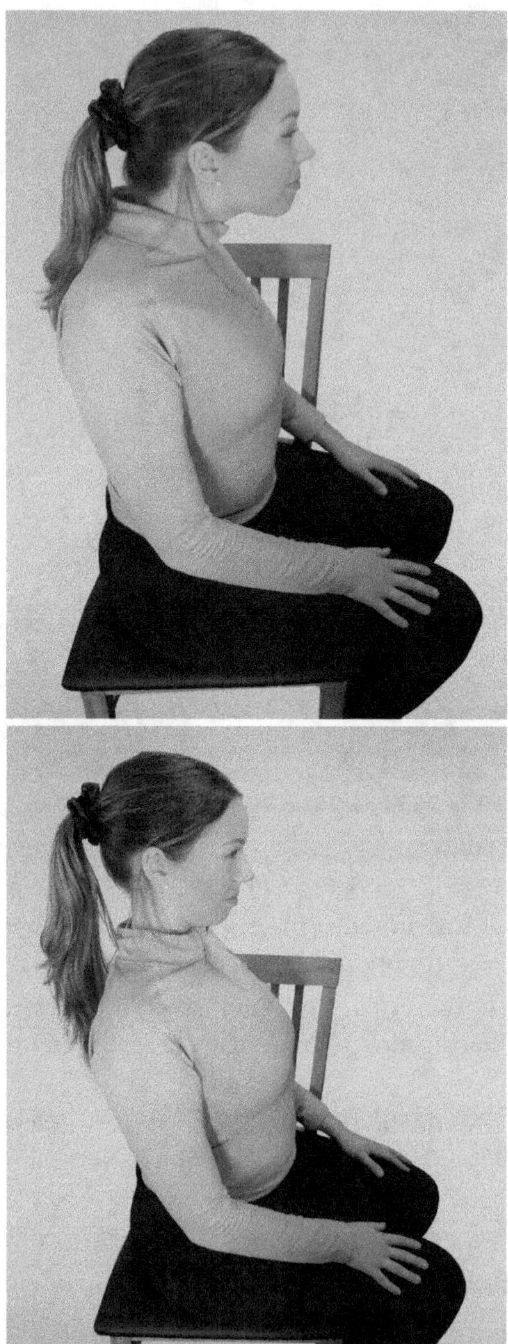

Una mujer demuestra el ejercicio de retracción del cuello

Estiramiento del cuello

Este ejercicio relajará el cuello y los músculos de soporte para una mejor movilidad y puede aliviar la tirantez.

1. Siéntese erguido en su silla con la espalda recta. Plante los pies para apoyarse.

2. Inhale y alargue la columna desde el asiento hasta la cabeza.

3. Exhale y deje caer la barbilla hacia delante y hacia el pecho. Haga una pausa de un segundo mientras se mira el vientre.

4. Inhale y levante la barbilla hacia el techo. Haga una pausa y mire un momento hacia arriba.

5. Exhale y vuelva a colocar la cabeza en posición neutral. Inhale.

6. Exhale, gire la cabeza hacia la izquierda y mire en esa dirección. Inhale.

7. Exhale y vuelva a poner la cabeza en posición neutral. Inhale.

8. Exhale, gire la cabeza hacia la derecha y mire en esa dirección. Inhale.

9. Exhale y vuelva a colocar la cabeza en posición neutral.

10. Repita este proceso de 3 a 5 veces.

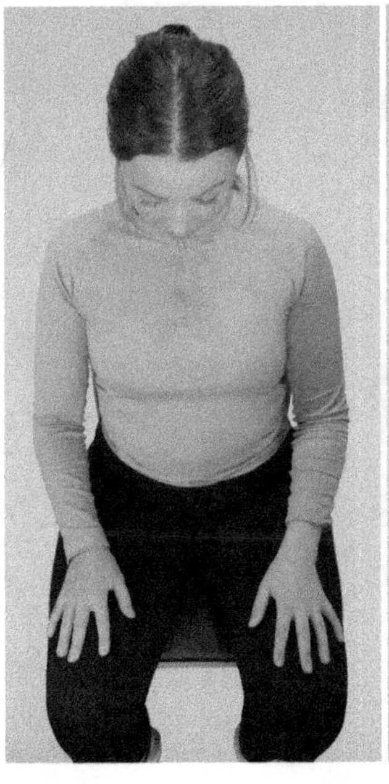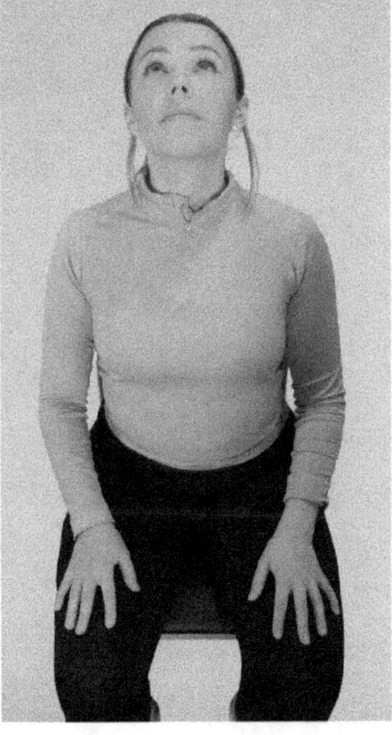

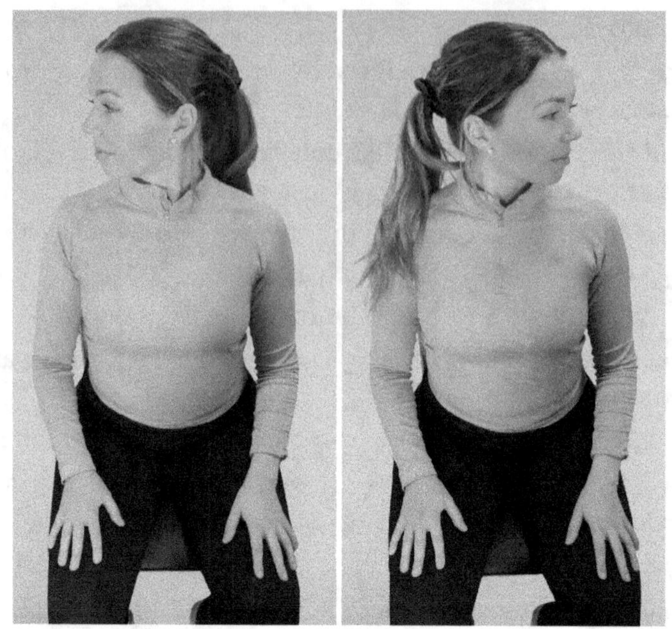

Una mujer realiza un estiramiento del cuello en 4 direcciones

Capítulo 10: Entrenamientos en silla de 5 minutos

Ahora que hemos repasado todos los estiramientos, yoga y ejercicios que puede realizar utilizando su silla, es hora de reunirlos todos en entrenamientos. Este capítulo se centrará en rellenar los huecos y juntar toda la información. Este capítulo debería ser su guía final antes de iniciar una rutina regular de ejercicios. Abordará los días de descanso, la nutrición, la hidratación, los mejores momentos para hacer ejercicio, y las opciones para dividir sus rutinas. Se enumerarán múltiples rutinas para la focalización muscular, la terapia y diversas formas de abordar una rutina de ejercicios.

Divisiones

Los programas de ejercicio no consisten solo en salir y hacer ejercicio. La forma de dividir el ejercicio es importante. Ejercitar las mismas partes del cuerpo varios días seguidos puede provocar fatiga o lesiones. Por otro lado, ejercitar las piernas un día y el pecho y la espalda otro puede mantenerle fuerte todos los días sin que la debilidad o el dolor afecten a sus movimientos. Las divisiones, como dividir los días centrándose en una sola parte del cuerpo o alternar el yoga y el entrenamiento con pesas, pueden aumentar la eficacia de sus esfuerzos de ejercicio. Dejar un día extra para controlar el dolor centrándose en las zonas problemáticas con estiramientos y ejercicio también es recomendable para las personas mayores. Lo más importante es mantenerse activo y seguir adelante con sus objetivos de ejercicio; estas recomendaciones divididas pueden ayudarle.

Empuje, Tracción, Piernas

Esta división divide sus ejercicios en tres enfoques distintos. Esta división significa que el lunes, realizaría únicamente ejercicios que requieran presionar o empujar. El martes, realizaría todos sus ejercicios de tracción o elevación, y el miércoles, ejecutaría todos sus ejercicios de fortalecimiento de piernas. Este plan le ayudará a mantener sus músculos frescos para el entrenamiento del día siguiente sin perderse ningún ejercicio. Esta división puede realizarse dos veces a la semana, siendo el séptimo día un día de descanso o una vez a la semana con yoga y otra actividad ligera al menos dos de los otros cuatro días.

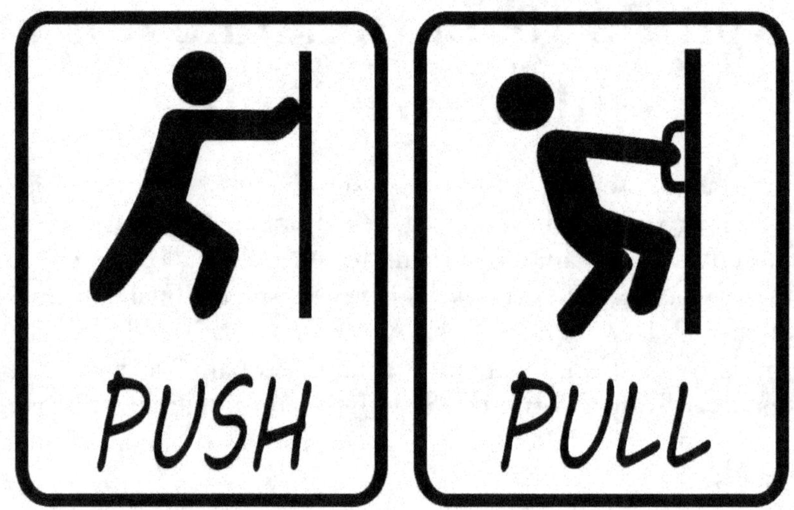

Señales de empuje frente a señales de tracción

Los movimientos de **empuje** utilizan el pecho, los tríceps y los hombros para mover un peso o su cuerpo.

Los ejercicios de empuje incluyen:

Extensión de tríceps o fondos en silla

Press de hombros sentado

Press de pecho sentado o flexiones en silla

Flexiones de pecho sentado

Elevaciones frontales flexionadas sentado

Los movimientos de **tracción** llevan el peso hacia el cuerpo o tiran del cuerpo hacia un objeto fijado y utilizan la espalda y los bíceps.

Los ejercicios de tracción incluyen:

Encogimiento de hombros con banda

Remo con banda

Aperturas posteriores de hombros

Curls sentado

Lateral inclinado sentado

Contracción de omoplatos

Los movimientos de **piernas** utilizan todos los aspectos de las piernas y los glúteos para mover el cuerpo o el peso.

Los ejercicios de piernas incluyen:

Sentadilla de sentado a de pie o sentadilla en silla de pie

Extensión de rodilla

Deslizamiento de talón

Abducción con banda sentado

Elevaciones de pantorrilla

Plan semanal

Lunes- Empuje

Martes- Descanso

Miércoles- Tracción

Jueves Descanso/ Salud articular

Viernes- Piernas

Sábado- Descanso

Domingo- Yoga/ Ejercicios de respiración

División en 5 días

Esta división de sus ejercicios se centra en trabajar una parte del cuerpo al día. Requiere que haga ejercicio durante cinco días y descanse dos o que realice yoga durante uno y descanse otro. Este estilo es utilizado por muchos culturistas a los que les gusta levantar mucho peso utilizando los mismos músculos en un solo día. Esta división puede ser más fácil de seguir, ya que sus entrenamientos le llevarán menos tiempo diario y el desglose es más sencillo de recordar. Utilícelo para mantenerse activo más días mientras descansa adecuadamente o practica yoga los otros dos días.

Un desglose del calendario semanal

Plan semanal

Lunes - Ejercicios de espalda: Remo, Encogimiento de hombros, Aperturas posteriores de hombros

Martes - Ejercicios de pecho: Press de pecho, Flexiones en silla, Apretón de pecho

Miércoles - Ejercicios de piernas: Sentadilla, Extensiones de rodilla, Deslizamientos de talón, Elevaciones de pantorrilla, Marchas

Jueves - Ejercicios de brazos: Flexiones, Curls, Curls Zottman, Curls de muñeca, Extensiones de tríceps

Viernes - Hombros Ejercicios: Press de hombros, contracción de omoplatos, Elevación lateral inclinada,

Sábado - Descanso

Domingo - Descanso o yoga: Cualquier combinación de 5 o 6 estiramientos o maniobras de yoga más ejercicios de respiración

Superior, Inferior, Yoga, Descanso

Esta división le ayudará a mantener su cuerpo fresco y flexible. Hace que el desglose de los entrenamientos sea sencillo al dividir sus días, de modo que cada uno de sus entrenamientos se centre en una zona del cuerpo a la vez que deja bastantes días para estirar y descansar.

Plan semanal

Lunes - Ejercicios para la parte superior del cuerpo: Press de pecho, remo, press de hombros, rizos, extensiones de tríceps

Martes - Descanso

Miércoles - Ejercicios para la parte inferior del cuerpo: Sentadillas, Extensiones de rodilla, Deslizamientos de talón, Elevaciones de pantorrilla, Abducciones con banda

Jueves - Ejercicios de descanso/respiración

Viernes - Yoga de la parte superior del cuerpo: Elija 5 ejercicios dirigidos a la parte superior del cuerpo

Sábado - Descanso/Salud articular

Domingo - Yoga de la parte inferior del cuerpo: Elija 5 ejercicios dirigidos a la parte inferior del cuerpo

Rutinas dirigidas

En los días de descanso o de no entrenamiento, puede centrarse en las áreas problemáticas. Estas áreas pueden ser músculos débiles, articulaciones doloridas, problemas de equilibrio o correcciones posturales. Estos días pueden utilizarse para ayudar a que sus días de ejercicio sean más eficaces mejorando los puntos débiles que le frenan. Si está demasiado débil o si le duelen demasiado las articulaciones para hacer ejercicio, utilice estos días en su lugar hasta que se sienta preparado.

Hombros

- Estiramiento de hombros
- Toques de manos y hombros
- Círculos con brazos
- Giros de hombros
- Postura del Guerrero I
- Sujeción invertida de brazos

Bíceps, tríceps y Codos

- Estiramiento de tríceps
- Curl Zottman
- Estiramiento de la parte superior del cuerpo y brazos
- Toques de manos y hombros
- Brazos de águila

Muñecas

- Giros de muñeca
- Extensión de la muñeca
- Flexión de la muñeca
- Estiramiento radial y cubital

- Estiramiento de la plegaria
- Brazos de águila

Espalda

- Torsión sentado
- Flexión hacia delante sentado
- Contracción de omoplatos
- Postura gato-vaca
- Postura del Guerrero I
- Estiramiento lateral

Caderas y glúteos

- Marchas de cadera
- Estiramiento de pierna recta
- Flexión de cadera de pie
- Extensiones de cadera
- Palomas en silla
- Rodilla al pecho

Rodillas

- Compresión de almohada
- Estiramiento de una sola pierna
- Extensiones de rodilla
- Flexión hacia delante sentado
- Rodilla al pecho

Pecho

- Sujeción inversa de brazos
- Contracción de omoplatos
- Expansiones de pecho
- Gato Vaca

Cuello

- Estiramiento del cuello
- Inclinación de la cabeza

- Estiramiento lateral

Manos

- Apretar las manos
- Hacer una "C"
- Oposición de dedos
- Flexión del pulgar
- Levantar los dedos
- Apretar los dedos
- Tirón de resistencia con los dedos

Respiración

- Respiración por la nariz
- Soplar cuando ejercita
- Respiración con los labios fruncidos
- Respiración Buteyko
- Respiración profunda
- Respiración rápida profunda
- Respiración coherente

Ejemplos de ejercicios de 5 minutos

Pecho

Entrenamiento: Expansiones de pecho, apretón de pecho, press de pecho sentado,

Avanzado: Flexiones en silla, press de pecho sentado, fondos en silla

Espalda

Entrenamiento: Filas con banda, contracción de omoplatos, aperturas posteriores de hombros con banda

Avanzado: Flexiones con banda, encogimientos de hombros, elevaciones laterales flexionadas

Piernas

Entrenamiento: Marchas de cadera, extensión de rodilla, deslizamiento de talón, elevación de pantorrilla

Avanzado: Sentadilla en silla de pie, de sentado a de pie, abducción con banda sentado, extensión de rodillas, deslizamiento de talones, equilibrio con una pierna

Brazos

Ejercicios: Círculos con la muñeca, curl de bíceps, extensión de tríceps,

Entrenamiento avanzado: Curl Zottman, curl de muñeca, curl de bíceps, extensión de tríceps

Hombros

Entrenamiento: Círculos con brazos, postura del guerrero I, press de hombros sentado

Entrenamiento avanzado: Press de hombros sentado, elevación lateral flexionada, elevación frontal flexionada

Parte superior del cuerpo: Curl de bíceps, extensión de tríceps, elevación lateral flexionada, elevación frontal flexionada

Parte superior del cuerpo avanzada: Press de hombros, flexiones en silla, remo con banda sentado, curl Zottman

Parte inferior del cuerpo: De sentado a de pie, deslizamiento de talones, elevaciones de pantorrillas

Parte inferior del cuerpo avanzada: Sentadilla en silla de pie, deslizamiento de talones, equilibrio a una pierna, elevaciones de pantorrillas

Respiración diaria: Respiración nasal, respiración con los labios fruncidos, respiración coherente

Respiración específica: Buteyko (para dormir), respiración profunda (ansiedad), respiración profunda rápida (desestresante), sople cuando trabaje (durante el ejercicio)

Días de descanso

Toda buena rutina de entrenamiento tiene días de descanso. El descanso es tan importante como el ejercicio y la dieta para lograr una mejor salud y forma física. El ejercicio realiza el trabajo que descompone los músculos, mientras que el descanso es el momento en el que los vuelve a fortalecer más que antes. Los días de descanso deben programarse con tantos días como necesite para continuar con su rutina de ejercicios a la semana, pero los planes estándar suelen tener de 1 a 3 días de descanso.

En los días de descanso, puede seguir esforzándose. Los días de descanso no son para que duerma todo el día, sino simplemente para que se tome un descanso de realizar los mismos ejercicios que ha estado repitiendo. Este tiempo de descanso le da la oportunidad de recuperarse y descansar de la rutina diaria de ejercicios.

Puede estirarse en los días de descanso. Aunque no esté realizando ejercicios con peso o bandas de resistencia, puede mantenerse activo y hacer algo que apoye su entrenamiento. Salir a pasear, hacer sus tareas diarias, bailar o realizar sus estiramientos diarios son actividades aceptables para un día de descanso. Recuerde que está demostrado que la actividad diaria puede mantenerle feliz y sano. Estirarse en los días de descanso o simplemente estirarse todos los días puede ayudarle a mantenerse suelto, reducir las posibilidades de lesionarse, favorecer la recuperación muscular tras el ejercicio y reducir el dolor.

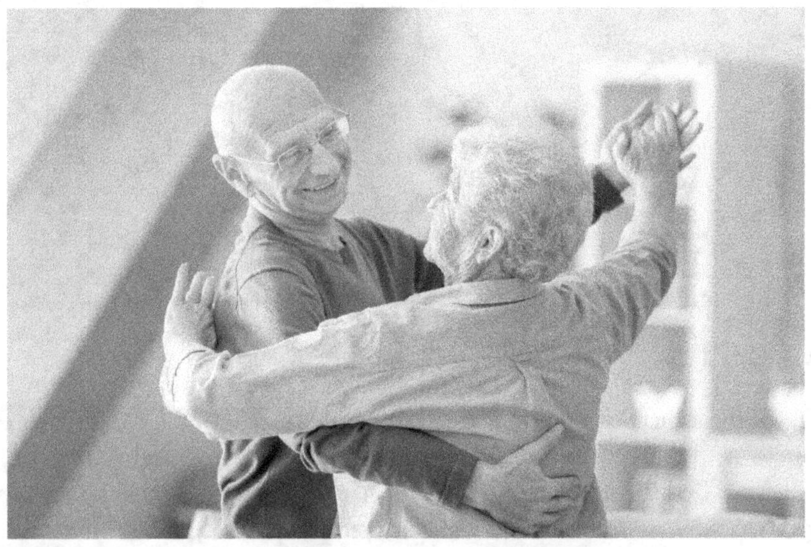

Una pareja de personas mayores bailando

En los días de descanso, asegúrese de comer e hidratarse adecuadamente. Un día de descanso es para recuperarse, y una parte considerable de ello es la dieta. Asegúrese de tomarse el tiempo necesario para permitir una hidratación adecuada y una alimentación equilibrada en sus días de descanso. Estos temas se tratarán con más detalle a continuación. Alimentar su cuerpo con los nutrientes adecuados y mantenerse hidratado puede ayudarle a mejorar la eficacia de su ejercicio y a reducir el esfuerzo percibido al día siguiente.

Dedique tiempo al ejercicio para el día siguiente. Puede utilizar su día de descanso para realizar tareas de modo que disponga de ese tiempo adicional en sus días de ejercicio para entrenar. Utilice estos días como un cajón de sastre para asegurarse de que usted y su agenda están listos para su próximo entrenamiento. Tanto si necesita reunir sus suministros de ejercicio con antelación como si solo necesita asegurarse de que su ropa de entrenamiento está limpia, asegúrese de utilizar su día de descanso sabiamente.

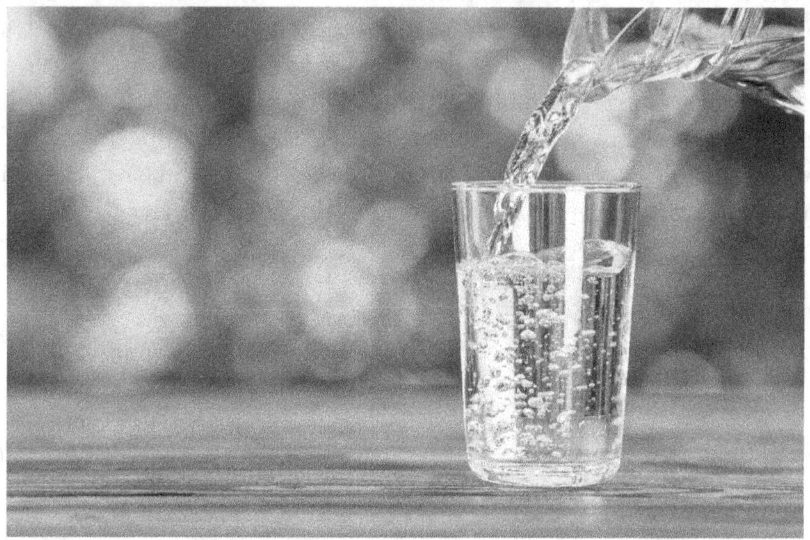

Un vaso con agua

Hidratación

Una hidratación adecuada es crucial para las personas mayores. Se recomienda que las personas mayores beban de seis a ocho vasos de 235 ml de agua al día (o de 1.5 a 2 L). Esto se traduce en unas 3 a 5 botellas de agua de media al día. Esto es importante para la salud diaria, ya que afecta a todos los sistemas del cuerpo. Beber suficiente agua le hará sentirse mejor. No beber suficiente agua puede dejarle cansado, influir negativamente en la temperatura corporal, hacer que le duelan las articulaciones o provocar otros problemas de salud más graves.

Planifique con antelación su consumo de agua, especialmente si aún no es un hábito. Puede reservar botellas de agua en el frigorífico o comprar una única botella de agua grande que lleve consigo durante todo el día. Dejar de beber agua una o dos horas antes de acostarse puede ayudarle a reducir el levantarse en mitad de la noche para ir al baño.

El agua no es la única opción para hidratarse, ¡pero es una de las más fáciles, ya que está ahí mismo, en los grifos de su casa! Además, el agua tiene 0 calorías y poco impacto perceptible aparte de la hidratación. Puede recurrir a otras bebidas para variar un poco su hidratación. Bebidas como el té, la leche reducida en grasa o descremada, el agua de coco y las bebidas con electrolitos como Gatorade ayudan a la hidratación.

Zumo de frutas - El zumo de frutas es una bebida deliciosa que puede ayudarle a hidratarse, pero también contiene altos niveles de calorías debido al azúcar. Si el zumo es su bebida preferida, puede seguir tomándolo con regularidad, pero no debe ser la única bebida que utilice para hidratarse. Los zumos de frutas vienen en muchos sabores, y muchos también contienen nutrientes y vitaminas junto con una hidratación saludable.

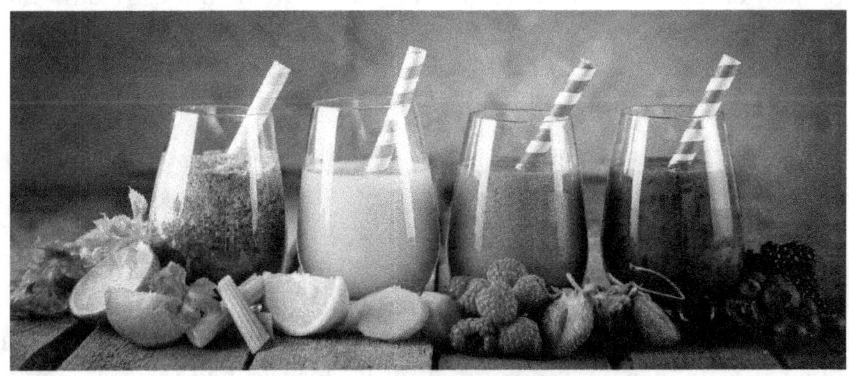
Una variedad de zumos de frutas

Agua de coco - El agua de coco se ha extendido en los últimos años. Es una alternativa natural al agua y a las bebidas electrolíticas artificiales. El agua de coco tiene electrolitos y nutrientes y puede tener propiedades antioxidantes. El agua de coco puede tener azúcar y calorías, pero por lo demás es una buena opción para hidratarse.

Bebidas con electrolitos - Las bebidas como Gatorade están hechas para reponerle e hidratarle. Contienen electrolitos, nutrientes y, a menudo, vitaminas del grupo B. Pueden aumentar la energía, así que sea consciente de lo que compra. También hay muchas opciones cuando se trata de estas bebidas. La mayor elección son las versiones con todas las calorías o dietéticas de estas bebidas. Las versiones dietéticas siguen ofreciendo una bebida con sabor, pero sin todo el azúcar y las calorías. Las de sabor completo solo deben utilizarse con moderación a lo largo del día, ya que a menudo contienen altos niveles de azúcar.

Café y té - Son buenas opciones para tomar además del agua. Le ayudan a hidratarse, pero la cafeína que contienen también puede provocar deshidratación. Por lo tanto, beba café y té con moderación cuando se trate de hidratarse. El café y el té con azúcar añadido y nata también pueden añadir calorías y azúcar que pueden no ayudarle con sus objetivos de salud y forma física.

Leche - La leche contiene una buena cantidad de agua. La leche reducida en grasa o sin grasa son mejores opciones porque tienen un mayor contenido de agua y un menor impacto calórico en su dieta. La leche también contiene nutrientes como calcio y proteínas que son beneficiosos para sus objetivos generales de bienestar, dieta y ejercicio.

Sólidos - También puede obtener algo de hidratación adicional a través de los alimentos que ingiere. No deje su hidratación estrictamente en manos de las comidas, sino haga buenas elecciones cuando se le presente la oportunidad de tomar estos alimentos. El brócoli, las manzanas, la sandía y la gelatina ayudan a la hidratación.

Nutrición

Cuando hace ejercicio, tiene muchas opciones en cuanto a lo que come y cuándo. Lo que come influye directamente en sus niveles de energía y en la recuperación del ejercicio. Cuándo come también influye en su energía y en cómo se siente durante un entrenamiento. Saber qué alimentos debe comer y comprender la diferencia entre ayunar y alimentarse son útiles para mejorar aún más los resultados de su ejercicio.

Ayuno

Hacer ejercicio en *ayunas* significa no comer durante más de cuatro horas antes del entrenamiento. Un entrenamiento alimentado es aquel en el que ha comido en las cuatro horas inmediatamente anteriores a su entrenamiento. La opción que elija se correlaciona con los resultados que reciba del ejercicio. Estas dos opciones a menudo se llevan un poco más allá, como hacer ejercicio a primera hora de la mañana después de dormir y no comer durante ocho horas o comer en la hora previa a su entrenamiento para aumentar la energía.

El ayuno tiene otros beneficios relacionados con la salud y el bienestar. Puede ayudarle a ingerir menos calorías en general al limitar su periodo de alimentación cada día. El ayuno también se utiliza para ayudar a limpiar el organismo. Durante un ayuno, el cuerpo consume todo lo que tiene y lo procesa. Esto puede ayudar a eliminar toxinas o alimentos almacenados que no se han digerido. También puede ayudar a reducir la tensión y mejorar la función hepática.

Sin embargo, hacer ejercicio en ayunas puede ser peligroso para algunos. Requiere que el cuerpo trabaje más duro para extraer energía de su interior para realizar las acciones del entrenamiento. La comida proporciona energía de fácil acceso que el cuerpo utilizará como energía para realizar el ejercicio. Sin comida, también puede sentirse más débil o mareado y correr un mayor riesgo de lesionarse.

Exención de responsabilidad:

Tenga cuidado cuando elija ayunar antes de un entrenamiento. No es para todo el mundo, y es mejor estar seguro de que lesionarse. Cuando ayune, su nivel de azúcar en sangre será bajo, y su cuerpo puede incluso estar en cetosis. Algunas condiciones de salud requieren que las personas mayores coman con más frecuencia y no son propicias para el ayuno antes de los entrenamientos. Consulte con su médico y controle cómo se siente antes de intentar entrenamientos en ayunas.

La cetosis es cuando su cuerpo se encuentra en un estado en el que utiliza las reservas de glucógeno para obtener energía. Esto requiere una baja ingesta de carbohidratos durante largos periodos de tiempo. Esta falta de carbohidratos podría conducir a una baja energía, lo que podría ser desalentador para las personas mayores o los nuevos en el programa.

La cetosis puede ayudar a su cuerpo a quemar grasa más rápidamente. El cuerpo recurre a la grasa almacenada para obtener energía, ya que no hay azúcar ni carbohidratos disponibles. Sus reservas de grasa se utilizan literalmente como reservas cuando se realiza un esfuerzo energético en este estado.

Aunque la cetosis ayuda a centrarse en la grasa, no significa necesariamente que vaya a perder peso. La cetosis y el ayuno ayudan a dirigirse a la grasa para obtener energía, pero aun así tendrá que controlar su dieta y su actividad. Perder peso requiere que tenga un déficit calórico. Esto significa estar lo suficientemente activo como para quemar más calorías de las que ingiere diaria o semanalmente. Por lo tanto, la cetosis y el ayuno no son específicos para la pérdida de peso, pero pueden ayudar con los objetivos corporales relacionados con la grasa.

La elección de hacer ejercicio en ayunas depende de usted. Comer antes del ejercicio puede proporcionarle el impulso de energía que necesita para completar el entrenamiento. Hacer ejercicio en ayunas puede hacer que se sienta agotado o indispuesto. Asegúrese de escuchar a su cuerpo en lo que respecta al ayuno y al ejercicio en general. El ayuno puede ser demasiado para algunas personas mayores o para las que acaban de empezar un programa de ejercicio. Su objetivo principal debe ser seguir haciendo ejercicio y mantener su independencia.

Comer y beber antes, durante y después de hacer ejercicio

Hacer ejercicio no es fácil para nadie, pero las personas mayores son algunas de las que pueden enfrentarse a retos adicionales. Sin embargo, es crucial que las personas mayores se mantengan activas. Proporcionar al cuerpo una nutrición adecuada durante los entrenamientos puede marcar la diferencia para las personas mayores a la hora de decidir si abandonan o continúan con su régimen de ejercicio. Mantenerse activo y continuar con el ejercicio significa prolongar su independencia.

Los adultos mayores suelen experimentar una frecuente falta de energía y se sienten cansados antes, durante o después del ejercicio; hacerlo sin energía o con una nutrición inadecuada puede hacer más mal que bien. Puede experimentar más dolores musculares, fatiga o lesiones, todo lo cual puede llevarle a quedarse al margen o a sentirse desanimado respecto al ejercicio. Estas son las pautas que le ayudarán a mantener optimizados sus niveles de nutrición y energía.

Bebidas antes de un entrenamiento

Agua: Como ya se ha mencionado, una hidratación adecuada es crucial para tener éxito al hacer ejercicio. Beber agua antes del entrenamiento puede ayudarle a mantenerse fresco durante más tiempo y posiblemente incluso a mejorar la resistencia. El agua solo puede ayudar a su entrenamiento a menos que beba demasiada y se sienta demasiado lleno para realizar los movimientos. De lo contrario, el agua no contiene calorías y puede ayudar a mejorar los resultados de su ejercicio.

Café o té: El café y el té contienen cafeína. La cafeína puede ayudarle a motivarse durante el ejercicio al proporcionarle un impulso de energía. Es probable que la cafeína aumente su circulación y presión sanguínea, haciendo que el ejercicio sea más eficaz y preparando su cuerpo para la acción. Además, tanto la cafeína como el té están compuestos en su mayor parte por agua, por lo que son una opción decente para beber antes de un entrenamiento. Tenga cuidado de no beber demasiada cafeína antes de su entrenamiento, ya que puede hacerle sentir mareado o indispuesto.

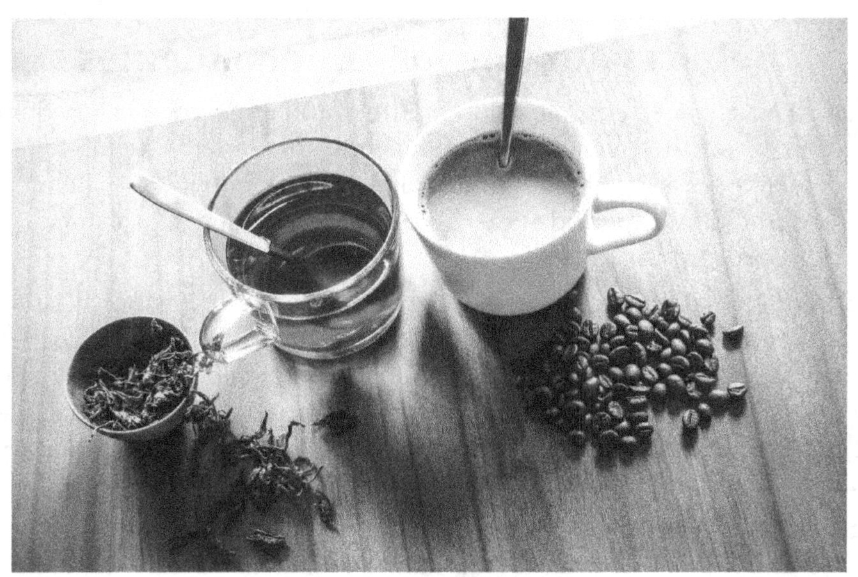
Tazas de café y té

Electrolitos: Son una gran elección antes de un entrenamiento. Los electrolitos son los nutrientes que pierde durante el ejercicio cuando suda. También son el ingrediente principal de muchas bebidas deportivas, como Gatorade. Estas bebidas vienen embotelladas, en polvo, o concentradas en pequeñas botellas de chorro que usted añade al agua. Los electrolitos ayudan a que los impulsos viajen a través de los nervios y ordenen a los músculos que se muevan, como al tirar de una banda de resistencia. Hay muchas opciones, así que asegúrese de elegir la que más le convenga. Las opciones con todas las calorías contienen carbohidratos que pueden ayudarle a potenciar el entrenamiento que va a realizar.

Suplementos energéticos: Las bebidas energéticas, los chupitos y los suplementos preentrenamiento están hechos para aumentar su capacidad para realizar ejercicios. Están repletos de cafeína y otras vitaminas e ingredientes que estimulan el organismo. Estos ingredientes están pensados para impulsar incluso a un individuo cansado durante un entrenamiento. Los resultados de estas bebidas son dispares. Pueden tener un efecto positivo en el ejercicio, pero pueden provocar malestar, afectar al sueño o ser inadecuadas para las personas mayores con ciertos problemas de salud. Pueden tener algunos electrolitos, pero estas bebidas no son fuertes fuentes de hidratación.

Bebidas durante los entrenamientos

Agua: El agua es perfecta para durante un entrenamiento. El agua durante el ejercicio puede mantenerle motivado, refrescarle y ayudarle en la recuperación posterior. Es importante mantenerse hidratado, y beber agua a sorbos durante los periodos de descanso o entre ejercicios es una forma fácil de conseguirlo.

Zumo: Los zumos también pueden ser una gran elección durante los entrenamientos. Los zumos proporcionan una fuente de hidratación a la vez que aportan carbohidratos a base de azúcar. Estos carbohidratos serán digeridos rápidamente por el cuerpo y proporcionarán una fuente instantánea de energía. Sin embargo, algunos pueden ser demasiado espesos o ácidos para que algunos los disfruten durante el esfuerzo físico.

Electrolitos: Las bebidas con electrolitos también son una buena opción durante el entrenamiento. Puede incluir agua de coco o marcas como Gatorade. Éstas ayudan a hidratar y a reponer inmediatamente los nutrientes que está perdiendo a través del sudor. Puede haber otros nutrientes en algunas de estas bebidas que también podrían ser beneficiosos para los entrenamientos. Es importante comprobar los ingredientes de una bebida antes de utilizarla en un entrenamiento.

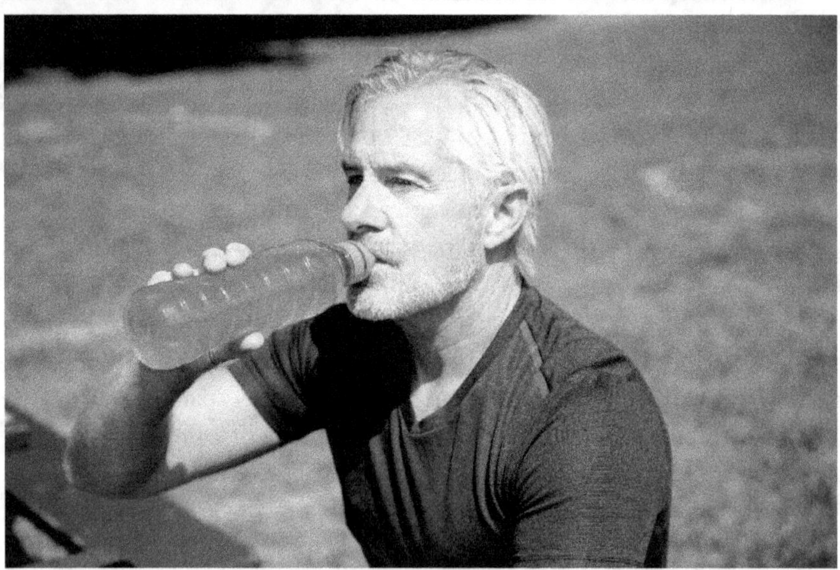

Un hombre bebiendo una bebida electrolítica

Bebidas después de hacer ejercicio

Agua: Sí, ¡el agua también está aquí! El agua es una opción fácil, barata y eficaz después del entrenamiento. Puede ayudarle a refrescarse a la vez que repone los líquidos perdidos. Mantenerse hidratado puede ayudar a mantener flexibles las articulaciones y reducir el dolor. Beber agua después de su entrenamiento es una forma inteligente de apoyar la recuperación de sus músculos. Hacer de su recuperación una experiencia suave reduciendo los efectos adversos del ejercicio puede ayudarle a aumentar sus posibilidades de continuar con su programa de ejercicio.

Zumo: El zumo contiene agua que ayuda a rehidratar el cuerpo. También contiene hidratos de carbono procedentes del azúcar, y estos hidratos de carbono de rápida digestión ayudarán rápidamente a la recuperación muscular.

Leche baja en grasa: La leche es una opción excelente para una bebida post entrenamiento. La leche contiene calcio y proteínas, que ayudan a la reparación y recuperación muscular. La leche contiene precisamente lo que el cuerpo necesita para recuperarse de un entrenamiento y probablemente dejará a los deportistas con buenas sensaciones. La leche también ayuda a la salud de los huesos y las articulaciones, que se ven afectados por los entrenamientos. La leche tiene incluso algunos de los mismos nutrientes que las bebidas con electrolitos añadidos que reponen lo que se pierde con el sudor. ¡La leche con chocolate es incluso eficaz como bebida post entrenamiento!

Leche sin lactosa: Las leches como la de almendras, avena y cáñamo contienen algunas proteínas. A menudo no tienen los mismos nutrientes que la leche real, pero tampoco contienen lácteos. La leche no láctea proporciona una opción de bebida hidratante y, a menudo, con menos calorías. Muchas de ellas tienen fibra, proteínas y vitaminas añadidas que pueden proporcionar una ayuda adicional para la recuperación y beneficios para la salud. Estos tipos de leche son una bebida adecuada para después del entrenamiento si le gustan.

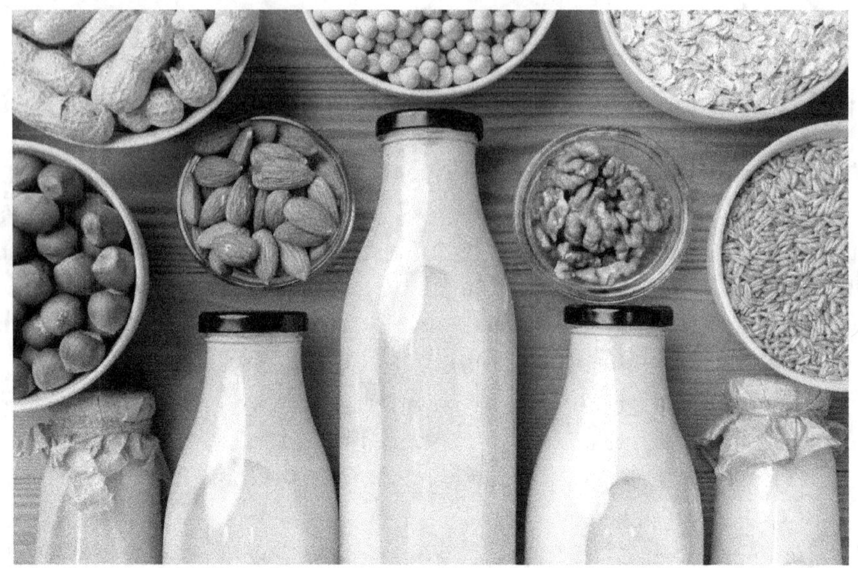

Una colección de leches sin lactosa

Té negro y verde: El té es a base de agua, por lo que, una vez más, se trata de una buena opción de hidratación. El impulso de la cafeína también puede ayudar a darle energía para el resto del día después de un entrenamiento. Ambos tés contienen antioxidantes que pueden ayudar a la recuperación muscular. Ayudan a reforzar el sistema inmunológico, lo que puede contribuir al mantenimiento de la salud en general. El té también puede acelerar su metabolismo, lo que puede ayudar con los objetivos de peso.

Batido de proteínas: La proteína es vital para la eficacia de su entrenamiento. La proteína es un aspecto importante de cómo el cuerpo repara y construye los músculos después del ejercicio. No todo el mundo quiere comer pollo o filete después del ejercicio, por lo que un batido de proteínas puede ser utilizado como un reemplazo conveniente. Éstos vienen en una variedad de sabores, proporcionan hidratación a través del agua añadida y se tarda poco tiempo en consumirlos. Los batidos de proteínas vienen ya preparados o en forma de polvo que puede añadirse al agua o la leche. Estas bebidas aportan uno de los aspectos más importantes de la dieta y el ejercicio.

Zumo de remolacha: Las personas que hacen ejercicio utilizan a menudo la remolacha como suplemento natural de mejora. La remolacha contiene nitratos que el organismo convierte en óxido nítrico. El óxido nítrico puede ayudar a mejorar el rendimiento del ejercicio mejorando la resistencia y la sensación positiva de "bombeo" de los músculos al levantar peso. El zumo de remolacha también puede ayudar a reducir el dolor muscular después de un entrenamiento y proporciona nutrientes beneficiosos adicionales como potasio, sodio, magnesio y zinc.

Pruebe estas opciones para determinar cuál le va mejor. Lo importante es mantenerse hidratado. Elija bebidas que le ayuden a superar el entrenamiento y a sentirse mejor después. Recuerde que no todas son necesarias y que algunas pueden no convenirle.

Alimentos

Los alimentos aportan la energía necesaria para que el cuerpo realice una actividad y proporcionan los bloques de construcción para desarrollar los músculos. La alimentación también dicta si se gana peso o se pierde cuando se combina con ejercicio. Mantenerse activo es lo más beneficioso que pueden hacer las personas mayores, y la dieta puede ayudarles a lograr y mantener ese objetivo. El combustible que ingiere es importante, ya que puede ayudar a mejorar los resultados del ejercicio y cómo se siente fuera de los entrenamientos. Esta guía le proporcionará algunas ideas sobre qué alimentos ingerir en torno al ejercicio y cuándo comerlos.

Alimentos antes de los entrenamientos

Las comidas: Comer antes de un entrenamiento es habitual, pero no funciona para todo el mundo. Ir alimentado a un entrenamiento puede ayudar a proporcionarle energía, pero puede dejarle incómodo mientras intenta realizar los movimientos. Comer demasiado pronto o en exceso puede dejarle con una sensación de pereza o como si todavía estuviera haciendo la digestión en lo que respecta al momento de su entrenamiento. Dependerá de usted probar el horario para decidir si es beneficioso o algo que no funciona para usted. Asegúrese de ingerir una comida equilibrada con proteínas y carbohidratos para asegurarse de que está ingiriendo los nutrientes adecuados con fines energéticos y de desarrollo muscular.

Carbohidratos: Comer algunos carbohidratos de digestión rápida poco antes de su entrenamiento puede ser beneficioso para su rendimiento. Comer un tentempié como pan blanco, banana o cereales de arroz le proporcionará una fuente de energía de rápida absorción para que sus músculos la utilicen como combustible. Aunque esta estrategia puede ayudar al rendimiento, lo mejor es probarla y ver si no le importa tener algo en el estómago durante el esfuerzo físico.

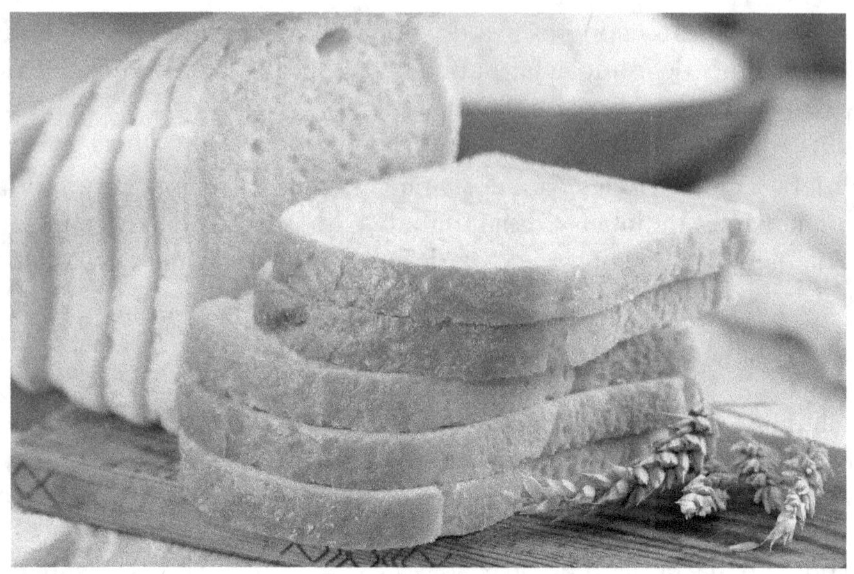

Rebanadas de pan blanco

Proteínas: Un batido de proteínas o un tentempié antes de un entrenamiento puede ayudar a proporcionar los bloques de construcción que el cuerpo necesita para la reparación y el crecimiento muscular. No aportará específicamente mucha energía, pero puede ser mejor que hacer ejercicio en ayunas. Tenga en cuenta que beber un batido de proteínas solo puede causar algunas molestias estomacales a algunas personas mayores. Hacer ejercicio después de haber ingerido brevemente un batido fuerte o un tentempié proteico también puede causar indigestión a algunos durante el ejercicio.

Alimentos durante un entrenamiento

Carbohidratos: Los carbohidratos de digestión rápida son una gran opción durante un entrenamiento. Un tentempié de carbohidratos a base de azúcar, como un cuadradito de arroz crujiente o gominolas, puede proporcionar una fuente de combustible de fácil digestión. Este combustible puede prolongar la energía durante el ejercicio y ayudar a la construcción muscular. Un sabroso tentempié de carbohidratos durante un entrenamiento también puede ser algo que los deportistas esperen como un impulso a mitad del ejercicio. Tomar un tentempié a mitad del ejercicio puede facilitar la segunda mitad de este.

Proteínas: Una bebida o barrita de proteínas durante su entrenamiento podría ser beneficiosa para su recuperación post entrenamiento. La bebida no mejorará específicamente su energía o rendimiento en el entrenamiento. Sin embargo, puede animarle a ingerir proteínas de forma regular. Los músculos utilizarán las proteínas que ingiera para ayudar a reparar sus músculos después del entrenamiento. Esto también puede ayudar a condensar su ejercicio y su nutrición al realizar ambos durante el mismo bloque de tiempo asignado.

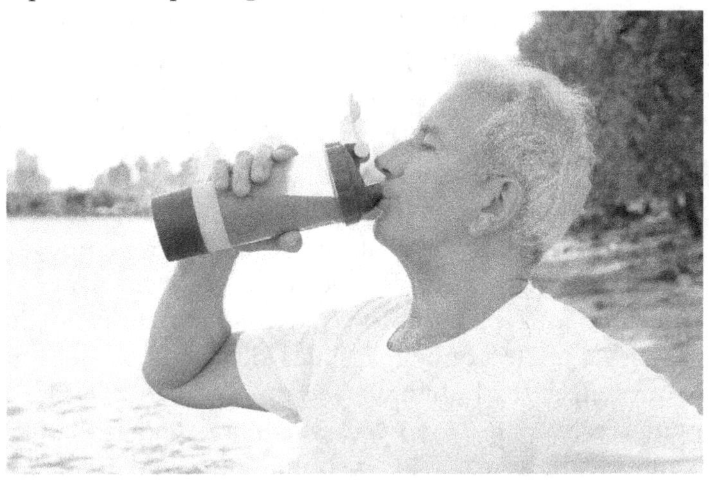

Una persona mayor tomando un batido de proteínas

Comida después del entrenamiento

La comida después del entrenamiento también es una práctica habitual. Independientemente de lo que coma antes o durante el ejercicio, un tentempié será beneficioso en algún momento después del entrenamiento. Comer en el plazo de una hora puede ayudar a proporcionar al cuerpo los nutrientes que necesitará para reponer y reparar los músculos que acaba de utilizar. Los músculos están preparados y a la espera de alimentos que les ayuden a reconstruirse durante este tiempo, poco después de un entrenamiento.

Proteínas: Las proteínas son esenciales para su plan de ejercicio. Ingerir una cantidad significativa de proteínas después de su entrenamiento tiene varios beneficios. La proteína le ayudará con la salud de las articulaciones y el proceso de reconstrucción. Un batido de proteínas, una barrita o una pequeña ración de carne, como por ejemplo filetes de pollo, le ayudarán a mantenerse saciado y a cubrir una de sus necesidades después del ejercicio. Planificar con antelación su entrenamiento y su alimentación puede ayudarle a evitar comer en exceso y alterar las comidas habituales.

Carbohidratos: Tomar carbohidratos después del entrenamiento le ayudará a reponer sus reservas de energía. Después de un entrenamiento, tomar una mezcla de carbohidratos rápidos y lentos es el mejor plan. Los de digestión rápida serán absorbidos rápidamente y utilizados por sus músculos preparados y a la espera para la reconstrucción. Los carbohidratos de digestión lenta serán utilizados por el cuerpo más lentamente, pero aun así ayudarán en el proceso de construcción mientras le mantienen sintiéndose lleno por más tiempo para apoyar un plan de dieta saludable. La mezcla de estas dos fuentes también le ayudará a evitar un fuerte bajón de energía cuando desaparezcan los efectos energizantes de su entrenamiento y de los carbohidratos de digestión rápida.

Comidas: No importa cuándo esté haciendo ejercicio, la comida surgirá, ya que su cuerpo deseará calorías después. Es aconsejable intentar planificar una comida poco después de hacer ejercicio para evitar comer en exceso dejando que el hambre se acumule demasiado después del ejercicio. Su elección de comida después del ejercicio debe incluir una mezcla de proteínas, carbohidratos y un poco de grasa. Estos tres macronutrientes principales son necesarios para ayudar a la recuperación del organismo. Las proteínas y los carbohidratos ayudan a reconstruir los músculos y a reponer energía a través de las calorías, mientras que las grasas ayudan a regular las hormonas utilizadas en los procesos de construcción y recuperación. Las buenas opciones después de un entrenamiento incluyen alimentos como frutas, cereales, verduras, boniatos, pasta, carne magra, pollo, huevos, yogur griego y frutos secos. Planifique una comida equilibrada rica en proteínas con ingredientes como éstos para después de que su cuerpo se enfríe tras el entrenamiento.

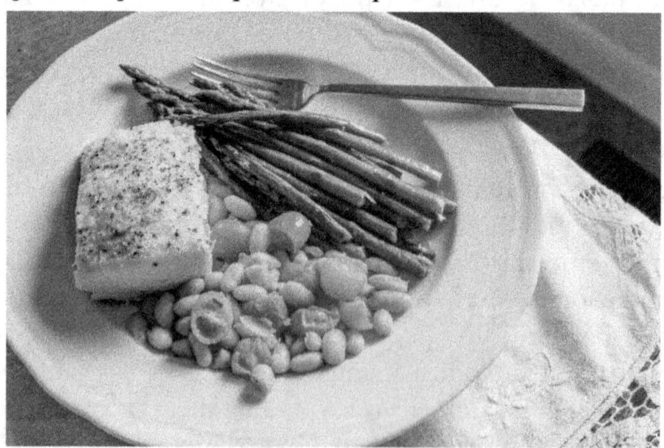

Una comida equilibrada después del entrenamiento

La conclusión es que debe proporcionar al cuerpo el combustible y los nutrientes que necesita para rendir y recuperarse del ejercicio. Comer adecuadamente en torno a los entrenamientos le permitirá cosechar los beneficios de todo el duro trabajo que está realizando. Un horario y un equilibrio adecuados de las comidas pueden actuar casi como otro entrenamiento en el sentido de que mejorarán cómo se siente y repercutirán directamente en sus ganancias de fuerza y en la recuperación muscular. Recuerde que, aunque los carbohidratos, las grasas y las proteínas son todos esenciales, la cantidad que necesita depende de su cuerpo y de su rutina de ejercicios específica. Asegúrese de mantenerse hidratado y escuche lo que le dice su cuerpo sobre cuánto y cuándo comer.

¿Cuándo es mejor hacer ejercicio?

Sabe que debe hacer ejercicio y sabe cómo debe alimentarse, pero ¿importa cuándo hace ejercicio? ¿Cuánto tiempo debe hacer ejercicio y a qué hora del día debe hacerlo? Estas últimas secciones detallarán los pros y los contras de hacer ejercicio a diferentes horas.

El momento de hacer ejercicio importa. El momento que elija para hacer ejercicio no cambiará por completo los efectos del trabajo que realice, pero tendrá algún efecto. Su vida y su horario en torno al ejercicio también son muy importantes, y el momento de hacer ejercicio también influirá en ello. Su horario en casa o donde haga ejercicio puede limitar o determinar sus opciones, lo que es totalmente aceptable si funciona. Todo ejercicio es bueno, pero los adultos mayores deben prestar atención a sus horarios y a algunos otros factores que dependen directamente del momento de hacer ejercicio.

Puede hacer ejercicio a primera hora de la mañana y aprovechar el impulso de su café o esperar a la tarde cuando se sienta más despierto. No hay un momento que sea estrictamente mejor que otro, pero *cuando* haga ejercicio probablemente se basará en sus preferencias personales más que en cualquier otra cosa.

Por lo tanto, elegir cuándo se siente mejor importa porque se sentirá así en relación con su entrenamiento. Esto significa que depende de usted decidir qué le resulta más natural. Hacer esta elección y luego atenerse a ella es importante, ya que fomenta la probabilidad de continuar con su rutina de ejercicios. En general, hay algunos pros y contras de hacer ejercicio por la mañana, por la tarde o por la noche, y éstos pueden tener un efecto aún más significativo en las personas mayores.

Por ejemplo, la mayoría de los adultos mayores no deberían intentar hacer ejercicio a menos de tres horas de acostarse. El ejercicio hará que todo su cuerpo trabaje; sentirse despierto y estimulado antes de acostarse no es útil. Es mejor que se tranquilice y se asegure de tener un sueño adecuado y reparador, ya que le garantizará la energía necesaria para hacer ejercicio mañana. Dormir también es esencial para que el ejercicio que realice consiga sus objetivos de mejorar su forma física y mental. Hacer ejercicio a primera hora del día probablemente le hará sentirse cansado a la hora de acostarse, y dormir bien mejorará su recuperación. A continuación encontrará otra comparación de los beneficios de hacer ejercicio por la mañana frente a por la tarde.

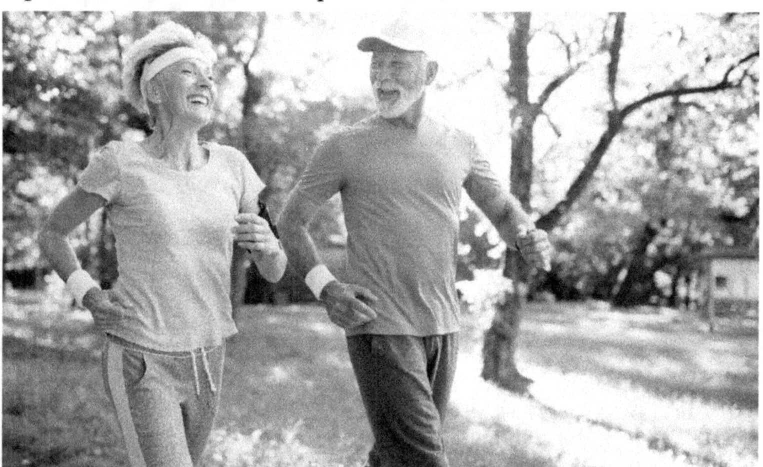
Las personas mayores haciendo ejercicio juntas al aire libre

Hacer ejercicio por la mañana

Acelera el metabolismo - Cuando se ejercita por la mañana, es probable que no haya comido mucho de antemano, y esta falta de alimento y combustible puede hacer que su metabolismo se acelere. La actividad cuesta energía y la energía proviene de las calorías. Cuando haga ejercicio, quemará calorías y utilizará la energía o los alimentos de los que disponga. Cuando se ejercita sin combustible presente para que el cuerpo lo utilice, hará que su metabolismo se ponga en marcha y se dirija a la grasa almacenada para obtener energía.

Para conseguir la energía que necesita para rendir antes, su cuerpo tendrá que esforzarse más para recurrir a sus reservas y ponerle en movimiento. Según las investigaciones, su metabolismo también es más alto cuando hace ejercicio por la mañana que si lo hace por la tarde. Esto permite quemar más calorías a lo largo del día haciendo ejercicio a primera hora de la mañana. Este aumento del metabolismo y hacer ejercicio en un estado con poco combustible disponible son formas positivas de ayudar a controlar la composición corporal. Hacer ejercicio por la mañana y luego mantener las calorías bajas a lo largo del día le ayudaría si estuviera intentando perder peso.

Ayuda a la productividad - Hacer ejercicio a primera hora de la mañana puede ser una buena forma de motivarse. Después de completar su entrenamiento, se sentirá realizado y podrá enorgullecerse de estar cuidando de su salud. También le hará empezar con una nota activa y positiva para preparar el escenario para el resto del día.

Empezar el día haciendo ejercicio puede darle impulso para seguir haciendo otras cosas, además de que tendrá una mentalidad positiva que podrá aplicar a ellas. Acabar primero con su entrenamiento también mantiene su agenda abierta para el resto del día.

La actividad puede ayudar a despertar su cuerpo, mejorar su estado de ánimo y agudizar su mente. El ejercicio libera hormonas positivas y ayuda a aumentar la circulación, lo que puede combinarse para impulsarle durante el resto del día.

Cumpla el plan - Las personas que hacen ejercicio por la mañana tienen más probabilidades de seguir haciéndolo de forma constante. Para muchos, la mañana es su mejor momento del día, ya que tienen una perspectiva positiva y se sienten con energía.

Muchos de los que hacen ejercicio por la mañana acaban por considerar el ejercicio como un hábito diario. Saber que va a hacer ejercicio y hacerlo antes puede ayudarle a asegurarse de que lo hace a diario.

Esperar hasta más tarde puede hacer que sus planes se vean inesperadamente interrumpidos, que pierda el impulso o incluso que coma demasiado a mediodía y se quede dormido. Esto puede llevarle a perderse el entrenamiento por completo o a considerar el ejercicio como una carga que interfiere con otro aspecto de su vida.

Con el tiempo, el ejercicio podría convertirse en algo que espera con impaciencia por las mañanas. Puede que disfrute tanto del estímulo que le proporciona que sienta que debe volver mañana y hacerlo de nuevo sin excusas.

Mejora la calidad del sueño - Los cambios físicos que experimenta su cuerpo al hacer ejercicio pueden ayudarle a dormir mejor por la noche.

Su ritmo cardíaco, su respiración y su atención aumentan cuando hace ejercicio. Después, seguirá sintiéndose bien durante un rato, pero una vez que se le pase, se sentirá más tranquilo. Cuanto más se aleje de su ejercicio, más se instalará esta calma.

Hacer ejercicio a primera hora de la mañana aleja el intenso esfuerzo físico del día de la hora de acostarse. No debería estar agotado de su entrenamiento temprano a la hora de acostarse.

Después de hacer ejercicio temprano y comenzar un día productivo, es probable que se agote. Esto puede ayudar a mejorar su calidad de sueño. Estar cansado físicamente puede animarle a irse a dormir antes y, a su vez, a empezar antes y fuerte el día siguiente.

Aunque estos beneficios hacen que hacer ejercicio por la mañana sea una gran elección, existen algunos inconvenientes en los entrenamientos matutinos. Su estilo de vida también puede ser un factor a tener en cuenta a la hora de aprovechar o no estos beneficios del ejercicio temprano.

Mejora su estado de ánimo - El ejercicio libera unas hormonas llamadas endorfinas que le hacen sentirse feliz y pueden ponerle de un humor positivo. Ese estado de ánimo puede prolongarse durante el resto del día simplemente por hacer ejercicio a primera hora.

Los sentimientos positivos que experimenta después de una sesión de ejercicio probablemente se asociarán de forma natural con el ejercicio y le facilitarán aún más el proceso. El ejercicio estimula la circulación, le ayuda a concentrarse y reduce el estrés, dejándole en un estado positivo, listo para afrontar el resto del día.

Empiece sano, manténgase sano - Hacer ejercicio por la mañana hace que su día comience con una nota saludable, ya que sabe que se ha tomado el tiempo para hacer ejercicio. Esto pone su cabeza en la mentalidad de estar en forma y puede animarle a tomar mejores decisiones durante el resto del día. No querrá estropear su progreso diario comiendo demasiado mal o no realizando ninguna otra actividad.

Hacer ejercicio por la mañana puede iniciar una racha saludable. El objetivo sería aguantar todo el día comiendo sano y haciendo lo que pueda para apoyar el duro trabajo que ya ha realizado tan temprano. En cuanto a la comida, es más probable que haga una elección inteligente puesto que sabe que ya ha hecho un esfuerzo para hacer ejercicio y quiere recuperarse para mañana. El ejercicio temprano puede servir como paso uno en sus planes de puesta en forma para el día y ayudarle a mantenerse en el buen camino durante el resto de este.

Los inconvenientes del ejercicio matutino

El ejercicio matutino suele requerir que se levante relativamente temprano. No a todo el mundo le gusta levantarse temprano, y algunas personas nunca han tenido que hacerlo. Si su horario de vida no le permite levantarse temprano, intentar hacer ejercicio durante ese tiempo no es una buena idea. Puede que se despierte demasiado atontado para hacer ejercicio y no solo se salte su entrenamiento, sino que también se prepare para un día decepcionado o desmotivado.

Los entrenamientos matutinos también requieren más calentamiento. El calentamiento es importante para cualquier rutina de ejercicios. Las personas mayores deberían considerar el calentamiento a primera hora de cada mañana por su salud general y para prevenir lesiones. Si planea hacer ejercicio por la mañana, tiene que dedicar más tiempo al calentamiento extra. Después de dormir y estar tumbado en una posición durante ocho horas, su cuerpo necesitará algo de tiempo y motivación mediante estiramientos para estar listo para el ejercicio. No querrá lanzarse a hacer ejercicio sin estar preparado y sufrir una lesión. Las articulaciones pueden tensionarse, o los músculos podrían sufrir tirones por no estar lo suficientemente flexible y alerta a primera hora de la mañana. Como ya se ha mencionado, el objetivo de este libro y del ejercicio para personas mayores es mantenerle activo e independiente, y una lesión dificulta ambas cosas.

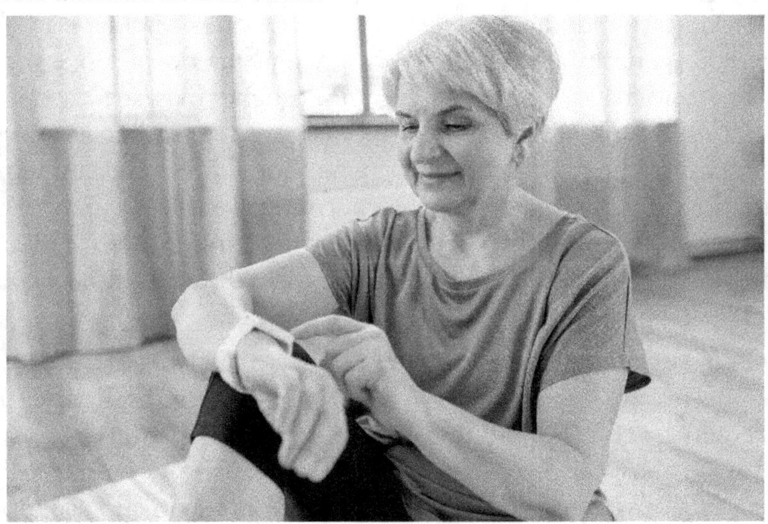

Una persona mayor comprobando su reloj de ejercicio

Beneficios de hacer ejercicio a última hora del día

Aunque el ejercicio matutino está repleto de beneficios útiles, el ejercicio vespertino tiene algunas ventajas propias. Un ejercicio por la tarde puede prepararle para tener un gran día mañana y puede ser el momento en el que esté más alerta y preparado para realizar un ejercicio eficaz. He aquí algunos de los principales beneficios del ejercicio vespertino.

Reducción de lesiones - Al comenzar su ejercicio por la tarde, está poniendo más distancia entre el despertar y el entrenamiento. Estará más alerta a última hora del día y se habrá movido al menos en cierta medida antes de su entrenamiento. Aunque esto no constituye un calentamiento, calentará su cuerpo más que por la mañana. Sus articulaciones también estarán más flexibles, ya que las habrá utilizado para sus actividades y tareas diarias. Por lo tanto, no tendrá que calentar tanto y, en general, será menos probable que sufra un accidente.

Más avanzado el día, su temperatura corporal aumenta. Este aumento hará que el cuerpo se sienta despierto y aumentará la circulación sanguínea. Este aumento de la circulación preparará su mente y sus músculos para el ejercicio. Esto hará que realizar los movimientos del ejercicio le parezca más fácil.

¿Sabía que su tiempo de reacción también es mayor por la tarde? Este estado de alerta puede ayudarle a tomar decisiones rápidas e inteligentes que pueden ayudarle a mantenerse a salvo. Estar despierto y preparado para el ejercicio hace que la práctica sea mucho más segura que si está aturdido o se siente forzado a empezar. Sus movimientos serán más seguros y suaves; por lo tanto, es probable que su forma sea mejor. Estar concentrado y preparado también le permitirá rendir mejor y sacar más provecho del tiempo que dedique, al tiempo que reducirá las posibilidades de cometer un error que podría llevarle a una experiencia negativa.

Aumenta sus resultados - La tarde puede ser un mejor momento para que su cuerpo se ejercite. Sus músculos están en modo de máximo rendimiento por las tardes, lo que significa que tiene una mayor capacidad para levantar más peso que en cualquier otro momento del día. Este impulso se atribuye a la liberación de hormonas basada en el sueño.

El sueño libera hormonas específicas para ayudar a calmarle y mantenerle dormido por la noche. La tarde espacialmente es el momento opuesto al sueño; por lo tanto, se liberan las hormonas opuestas. La testosterona, que ayuda a aumentar el rendimiento físico y puede mejorar la construcción muscular, es más alta durante esta hora de la tarde.

El impulso de la testosterona puede ayudar a proporcionar una mayor fuerza y resistencia para su entrenamiento. Esto puede hacer que el ejercicio le resulte más fácil e incluso animarle a volver y seguir ejercitándose mañana.

También se sentirá lo contrario de atontado por las tardes gracias a este impulso de testosterona y a estar bien distanciado de cuando se despertó. Por lo tanto, si le preocupa no tener fuerzas o sentirse demasiado atontado, la tarde es el momento para usted.

Puede ayudarle a dormir mejor - Hacer ejercicio demasiado cerca de la hora de acostarse es perjudicial para sus objetivos de salud y bienestar, ya que probablemente afectará a su sueño. Pero, si hace ejercicio de 3 a 4 horas antes de esa hora, puede hacer que duerma mejor.

Las endorfinas que libera el cuerpo y el impulso de energía que obtiene del aumento del ritmo cardíaco deberían desaparecer por completo en las 3 o 4 horas previas a acostarse. Cuando éstos desaparezcan inicialmente, sentirá una sensación de relajación que podría traducirse en una sensación de calma suficiente para irse a la cama. Acostarse una vez que estos hayan desaparecido recientemente puede conducir a un sueño más profundo y de alta calidad.

Además, el tiempo posterior a sus entrenamientos estará cargado por el impulso natural que recibe del ejercicio. Podría utilizar este impulso para hacer que estas primeras horas de la noche sean más productivas, y esto podría ser una forma de replicar la sensación de mente fresca que tiene a primera hora del día.

Más energía disponible - Por las tardes, su ejercicio puede parecerle un poco más fácil durante un poco más de tiempo. Se sentirá más presente mentalmente y su cuerpo se habrá despertado por completo por la tarde. Por la mañana, aunque esté despierto y haciendo ejercicio, su cuerpo todavía se está encogiendo de hombros por los efectos de haber estado tumbado durante ocho horas.

Por la tarde ya habrá comido y tomado uno o dos cafés. Las calorías añadidas y la cafeína pueden combinarse para excitarle a hacer ejercicio por la tarde. Muchas personas pueden utilizar el té de la tarde o el almuerzo para impulsarse a través de sus entrenamientos con mayor facilidad.

Si hace ejercicio sintiéndose cansado, seguramente hará que el trabajo le resulte más duro, le animará a sentirse negativo respecto al ejercicio e incluso acortará su entrenamiento. Por la tarde, su día ha hecho que su cuerpo y su mente bombeen, y el simple hecho de pasar a un ejercicio puede no parecerle una tarea difícil en absoluto.

Menos estresado - Hacer ejercicio puede ser la respuesta a su estrés diario. Es probable que el estrés del día le deje agotado a primera hora de la tarde, pero hacer ejercicio durante ese tiempo puede ser gratificante. Cuando hace ejercicio, el cuerpo libera hormonas positivas que eliminarán esos sentimientos de estrés o temor del trabajo o incluso del día.

Hacer algo de ejercicio en este momento, cuando el estrés se ha acumulado durante gran parte del día, puede ser una forma de vencerlo cada día. Tal vez haya tenido un día duro escribiendo su libro, o la casa esté un poco agitada cuando todos están en casa, es el momento perfecto para hacer ejercicio.

El ejercicio le dará un respiro del estrés y le ayudará a centrarse en lograr algo de lo que pueda sentirse orgulloso. Cuando termine el ejercicio, debería sentirse mejor y mentalmente tener algo por lo que sentirse mejor.

Hacer ejercicio a última hora del día también puede servir para sustituir malos hábitos posiblemente causados por el estrés. Si intenta no ver las noticias de la noche por su salud mental, sustituya este tiempo por ejercicio. Si suele tomar tentempiés antes de cenar que están perjudicando su dieta, intente hacer ejercicio en su lugar. No solo habrá sustituido un mal hábito, sino que lo reemplazará por uno que le hará sentirse bien.

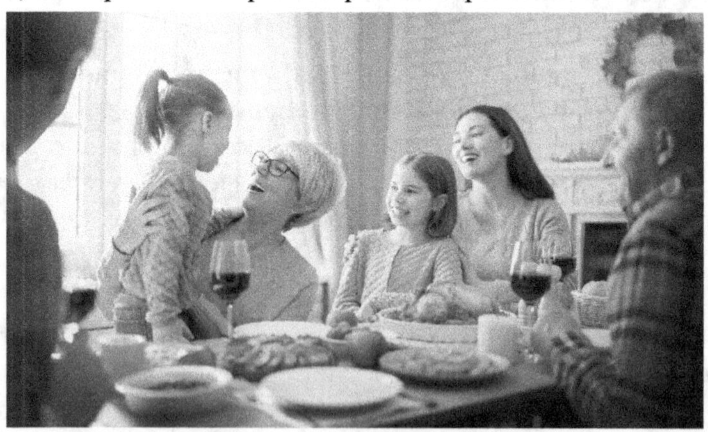

Una persona mayor con su familia durante la cena

Puede ayudarle a concentrarse - Cuando empieza el día, su mente aún se está despertando y procesándolo todo. Todo lo que ha planeado para el día vendrá probablemente a su mente durante este tiempo. Puede que esté pensando en preparar el desayuno, llamar a un amigo o cenar con su familia más tarde mientras su mente se concentra para el día.

Hacer ejercicio por la tarde le ayuda a aliviar algunas de estas distracciones de pensamiento; ya habrá abordado muchos de los asuntos del día y habrá hecho planes sobre lo que hará después de su entrenamiento. Hacer ejercicio por la tarde también significa que ha reservado un tiempo para ejercitarse y no está tratando de apresurarse para llegar al resto del día.

Evitar este tipo de distracciones es importante para quienes intentan tener éxito en un nuevo programa de ejercicio. Hacer que el tiempo de ejercicio y la experiencia en general sean lo más fáciles posible puede ayudarle a motivarse para continuar con su rutina de ejercicios.

Disfrutar de su tiempo de ejercicio y convertirlo en una experiencia que quiera repetir mañana es primordial. Conseguir una racha de días constantes de ejercicio es necesario para formar un hábito que se mantenga.

Hace que el mañana sea mejor - Hacer ejercicio a última hora del día y despejar la cabeza antes de dormir puede ayudar a que el mañana sea mejor. A la hora de acostarse, se irá a dormir sintiéndose libre de estrés, físicamente tranquilo y listo para dormir. Alcanzar este estado le ayudará a despertarse sintiéndose renovado y con una perspectiva positiva. Empezar el día sabiendo que ha descansado bien y que tiene la mente despejada puede abrirle muchas posibilidades que de otro modo no habría tenido. El ejercicio puede ser, sin duda, una herramienta para hacer que el día de mañana sea estupendo.

Puede que no esté seguro de si los entrenamientos matutinos o vespertinos son para usted, y la verdad es que puede decidirlo tras un poco de ensayo y error. Recuerde que no hay una respuesta incorrecta, pero una forma se adaptará mejor a usted que la otra y le facilitará la práctica del ejercicio. No fuerce una rutina matutina si le encanta dormir hasta tarde porque solo creará un conflicto de intereses. Tenga en cuenta estos beneficios y su estilo de vida a la hora de seleccionar su horario de ejercicio.

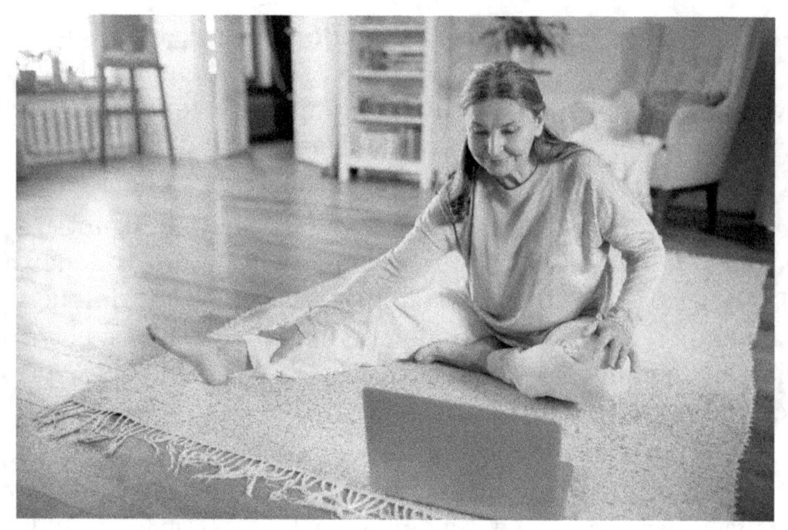

Una mujer mayor estirando en casa

Haga todo lo posible por ser constante. Coma, hidrátese y haga ejercicio correctamente todos los días. No deje que lo malo se filtre y le impida alcanzar sus objetivos de forma física. Si el ejercicio le sigue pareciendo complicado, no pasa nada. Emprenda su viaje paso a paso y día a día. El ejercicio se hace más fácil a medida que avanza, y cuanto más esfuerzo le dedique, más fácil le resultará dedicarle tiempo.

Vea más libros escritos por Scott Hamrick

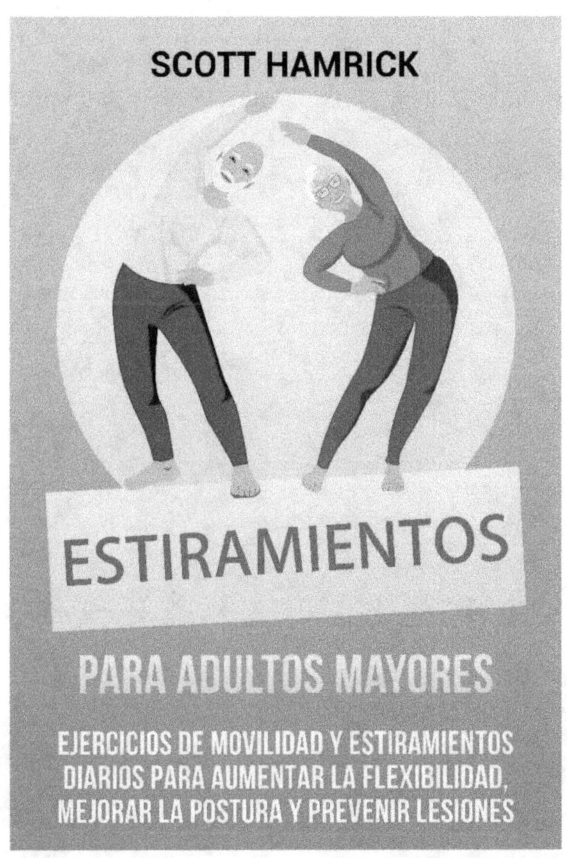

www.ingramcontent.com/pod-product-compliance
Lightning Source LLC
Chambersburg PA
CBHW070932260726
48661CB00003B/955